DR. MED. STEFAN WÖHRER

GENial abnehmen

Wie Ihre GENE den Stoffwechsel beeinflussen und welche NAHRUNG am besten zu Ihnen passt

KNEIPP
VERLAG WIEN

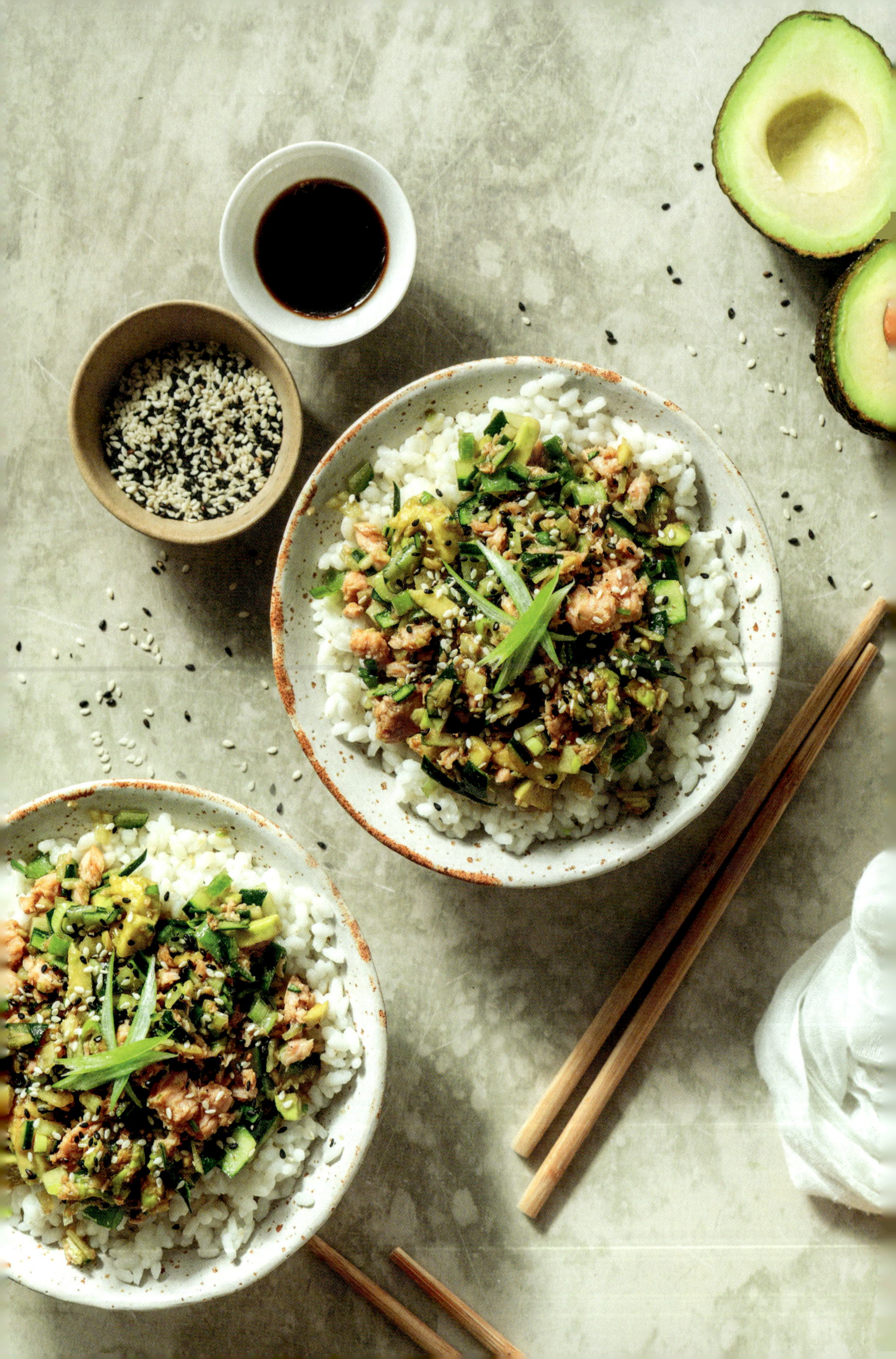

Inhalt

EINLEITUNG

REZEPTE

Übergewicht – meine persönlichen Erfahrungen

Dieses Buch ist mir ein großes persönliches Anliegen. Seit mittlerweile über 20 Jahren arbeite ich als Internist und sehe täglich, wie sehr Menschen unter den Folgeerkrankungen von Übergewicht und Adipositas leiden. Besonders auffällig dabei ist: Die Krankenkassen übernehmen die Kosten für die Folgeerkrankungen, nicht aber für die Prävention und Behandlung von Übergewicht/Adipositas.

Dabei wäre vieles vermeidbar. Doch statt fundierter Unterstützung erhalten Betroffene oft nur den pauschalen Rat, weniger zu essen und sich mehr zu bewegen. Die Wissenschaft zeigt aber mittlerweile, dass unser Gewicht sehr stark von unserer Genetik beeinflusst wird. Die Empfehlung, sich ein „bisschen am Riemen zu reißen" wäre in etwa so, als würde man einem kleinwüchsigen Basketballer sagen, dass er einfach etwas höher springen müsste, um mehr Körbe zu erzielen. Es ist höchste Zeit, unser Denken zu ändern. Weg von Schuldzuweisungen – hin zu Verständnis, Aufklärung und wirksamer Hilfe.

Meine Familiengeschichte

Vorab möchte ich Ihnen kurz meine eigene, recht typische, wenn auch unspektakuläre Geschichte mit dem Übergewicht erzählen. Ich bin zwar jetzt normalgewichtig, aber das war nicht immer so. Als Kind war ich immer schlank, bewegte mich viel und liebte Kohlenhydrate in Form von Süßigkeiten. Mein Frühstückstee enthielt fünf Löffel Zucker und durfte nicht umgerührt werden, damit sich der Zucker nicht auflöst. Ich tauchte meinen Strohhalm in die am Boden liegende Zuckerschicht ein und saugte das Tee-Zucker-Gemisch auf. Falls nur noch Tee und kein Zucker mehr in der Tasse war, musste „nachgezuckert" werden.

Ich liebte die böhmische Küche: Kaiserschmarren, Palatschinken, Buchteln und Germknödel waren meine Leibspeisen. Meine Mutter und Großmutter versuchten, mich zu Gemüse oder Fleisch zu bekommen, was ihnen nur eher selten gelang, trotzdem war ich hager. Ich kann mich noch gut an meine abfälligen Gedanken im Sommerurlaub in Italien erinnern, wenn ich übergewichtige Menschen in Badehosen sah.

Meine Eltern waren damals noch normalgewichtig. Was wahrscheinlich daran lag, dass mein Vater rauchte wie ein Schlot und meine Mutter ständig „auf ihre Linie" achtete. Als mein Vater wegen Bluthusten mit dem Rauchen aufhörte, nahm er schnell massiv zu. Meine Mutter hangelte sich von Diät zu Diät, konnte aber ab einem bestimmten Alter das Übergewicht nicht mehr loswerden. Auch meine Großeltern waren alle übergewichtig.

Als Jugendlicher und junger Erwachsener hatte ich keine Gewichtsprobleme, weil ich viel Sport machte. Dann kamen Job und Familie, für den Sport war keine Zeit mehr. Ich achtete überhaupt nicht auf mein Essen und nahm so nach einigen Jahren 25 Kilo zu. Ich empfand mich nicht als dick, wunderte mich nur, dass Hosen und Hemden schrumpften und ich beim Stiegensteigen keuchen musste. Außerdem schlichen sich Rückenschmerzen ein, die mich permanent begleiteten. Wenn ich mit den Kindern im Garten Fangen spielte, taten mir zusätzlich noch die Knie weh. Auf den Familienfotos wuchs mein Bauch von Jahr zu Jahr, und ich begann, bei den Fototerminen meinen Bauch einzuziehen.

Mein neues Verständnis

Als ich für meine Ordination ein Bioimpendanzanalyse (BIA)-Gerät (siehe Seite 63) und einen Fibroscan (siehe Seite 64) erwarb, probierte ich diese gleich selbst aus. Die Resultate schockierten mich! Die Bioimpendanzanalyse zeigte Adipositas Grad 1 und der Fibroscan eine Fettleber Grad 3. Ich war zu diesem Zeitpunkt 45 Jahre alt und hatte bisher wirklich nicht realisiert, dass ich ein Problem habe. Daraufhin beschloss ich, wieder mehr Sport zu machen und mein Gewicht regelmäßig zu kontrollieren. Das tat ich auch, musste aber leider feststellen, dass ich mein Übergewicht nicht so einfach wieder loswerden konnte. Im Gegenteil, es schien fast so, als hätte ich durch die vermehrte Bewegung sogar an Gewicht zugelegt.

In dieser Phase begann ich, mich intensiv mit Ernährung und Diätologie zu beschäftigen. Aufgrund meiner Fettleber machte ich ein zweiwöchiges Leberfasten nach Dr. Worm. Das half mir nicht nur, einige Kilogramm Fett zu verlieren, sondern verbesserte auch meine Leberwerte deutlich. Es gelang mir sogar, meine Fettleber wieder loszuwerden.

Ich reduzierte meine Kalorienzufuhr und hörte auf zu naschen. Doch ich hatte dauernd Hunger und fühlte mich für den Berufsalltag zu schwach. Das führte immer wieder zu Heißhungerattacken und Plünderungen meiner Schokoladenvorräte.

Ich konnte es einfach nicht glauben: Ich war dick und bekam das Gewicht nicht mehr los. Plötzlich ging es mir genauso wie vielen meiner Patienten und Patientinnen. Bisher dachte ich oft, sie würden beim Eintrag ins Ernährungstagebuch schummeln. Doch jetzt erlebte ich ihre Frustration am eigenen Leib. Damals verstand ich zum ersten Mal wirklich, was Übergewicht für diese Menschen bedeutet. An dieser Stelle möchte ich mich bei meinen Patienten und Patientinnen für die Annahme entschuldigen, und bedanke mich für die Einblicke in die individuellen Eigenheiten der Ernährung.

Meine Genanalysen

Zu diesem Zeitpunkt wurden auch genetische Analysen verfügbar, die Einblicke in den Stoffwechsel und die Verträglichkeit von Makronährstoffen boten. Ich dachte bis dahin immer, diese Analysen hätten eine beschränkte Aussagekraft. Doch ein Blick in meinen eigenen Diät- und Stoffwechselreport öffnete mir die Augen.

Was in den Genanalysen stand, spiegelte meine erlebte Realität fast unheimlich wider: Neigung zum Naschen, zu Übergewicht, nachteilige Verstoffwechslung von Kohlenhydraten, Neigung zu Insulinresistenz und Fettleber. Ich erinnere mich noch genau an die gemischten Gefühle beim Lesen der Ergebnisse. Einerseits war ich von meinen Veranlagungen enttäuscht, andererseits aber erleichtert, weil vieles, was ich bis dahin nicht verstand, auf einmal Sinn machte.

Ich stellte damals meine Ernährung nachhaltig um. Ich reduzierte die Kohlenhydrate drastisch: kein Zucker, kein Plundergebäck, keine Milchshakes und kein Fast Food mehr. Zu den meisten Hauptmahlzeiten esse ich seitdem immer Salat und so viel Gemüse wie ich will. Fleisch, Fisch und Milchprodukte sind ebenfalls erlaubt, da ich diese laut meiner Genetik gut vertrage. Ich esse drei Mahlzeiten täglich, immer zur gleichen Zeit, und trinke dazwischen Wasser und Kaffee. Wenn ich hungrig bin, gönne ich mir Nüsse.

Meine Erfahrungen bestätigen sich

Interessant war für mich auch, wie ich mit der genetischen Information umging, dass ich zu „Übergewicht neige“. Gewusst habe ich das ja schon irgendwie, aber ich wollte es einfach nicht wahrhaben. Als ich den Befund vor mir am Tisch liegen sah, war das für mich wie eine Diagnose. Irgendwie konnte ich damit besser umgehen. Es lag eine Krankheitsneigung vor, aber ich wusste, ich kann meinen Lebensstil entsprechend anpassen, damit die „Krankheit“ nicht ausbricht.

Mir fällt es jetzt wesentlich leichter, Angebote von Süßspeisen abzulehnen. Falls jemand vehement darauf besteht, dass ich doch noch ein Stück Kuchen, der ja mit Liebe gemacht wurde, essen soll, sage ich einfach, ich habe einen genetischen Defekt und vertrage Süßspeisen nicht. Diese Aussage klingt zwar drastisch, stimmt aber im Grunde genommen. Das wird dann meist ohne Widerspruch akzeptiert. Wer würde schon einem Diabetiker Kuchen oder einem Alkoholiker Wein anbieten?

So schaffte ich es, schrittweise und über zwei Jahre wieder normalgewichtig zu werden und dieses Gewicht auch zu halten. Es ist nach wie vor nicht immer leicht und es erfordert eine permanente Anstrengung, aber es ist machbar. Natürlich haben viele Menschen viel größere Probleme mit dem Gewicht, als ich jemals hatte, und einen viel längeren Weg vor sich. Ich sage nicht, dass dieser Weg einfach ist.

Genetik und Gewicht

Meine zunehmende Beschäftigung mit der Genetik hat mir gezeigt, dass die Stoffwechselrate sehr stark von unseren Genen geprägt ist. Noch überraschender fand ich, dass einige Menschen scheinbar gut mit Kohlenhydraten umgehen konnten, während andere sofort mit einer Gewichtszunahme reagierten. Ähnliches fand man für Eiweiß und Fette heraus. Da wurde mir bewusst, warum es bis heute keine einheitlichen Ernährungsempfehlungen gibt. Angesichts verschiedener Stoffwechsel und Verträglichkeit von Makronährstoffen kann es keine allgemeingültigen Empfehlungen geben. Für mich war das ein absoluter Gamechanger.

Dieses Buch versucht den aktuellen wissenschaftlichen Stand der Nutrigenomik bezüglich Übergewicht und Adipositas darzustellen und konkrete Handlungsempfehlungen zu entwickeln. Es ist ein Schritt in die richtige Richtung, aber zukünftig sind weitere Anpassungen und Präzisierungen der Ernährungsempfehlungen zu erwarten. Wichtig ist mir, dass es sich nicht um ein Zukunftsprojekt in zehn Jahren handelt, sondern um jetzt verfügbare und relativ erschwingliche Empfehlungen.

Starten Sie gleich:

Finden Sie auch ohne Gentest heraus, welche Nährstoffe Sie gut vertragen (Seite 39), und was für tolle Rezepte Ihnen zur Verfügung stehen (ab Seite 68).

Weiters möchte ich betonen, dass die Nutrigenomik kein einfacher Trick für einen schnellen Gewichtsverlust ist. Wer eine schnelle Lösung erwartet, wird enttäuscht sein. Weiterhin gelten die Grundzüge einer gesunden Ernährung und die Gewichtsreduktion bleibt ein mühsamer Weg. Dieser Prozess soll erstens in die richtige Richtung gehen und zweitens ein anhaltendes Ergebnis für Gesundheit und Genesung erzielen. Die Nutrigenomik kann hier schon wesentlich beitragen und wird zukünftig eine immer größere Rolle spielen.

Ihr Dr. Wöhrer

Adipositas – Epidemie des 21. Jahrhunderts

Adipositas, allgemein als Fettleibigkeit bekannt, hat sich in den letzten Jahrzehnten zu einer globalen Gesundheitskrise entwickelt. Die Weltgesundheitsorganisation (WHO) bezeichnet Adipositas als eine der größten Herausforderungen des 21. Jahrhunderts, da sie mit einer Vielzahl von chronischen Erkrankungen verbunden ist und erhebliche wirtschaftliche und soziale Folgen mit sich bringt.[1]

Fakten!

Definition von Übergewicht und Adipositas anhand des Body-Mass-Index (BMI):

Übergewicht: BMI 25–29,9 kg/m^2
Adipositas Grad I: BMI 30–34,9 kg/m^2
Adipositas Grad II: BMI 35–39,9 kg/m^2
Adipositas Grad III: BMI $\geq$ 40 kg/m^2 (auch morbide Adipositas genannt)

Diese Einteilung ist eine starke Vereinfachung und berücksichtigt nicht die Körperzusammensetzung. Ein Bodybuilder mit einer hohen Muskel- und niedrigen Fettmasse würde nach der obigen Definition als adipös gelten, was natürlich nicht stimmt. Nur selten sind Informationen über die Körperzusammensetzung verfügbar, weshalb man sich mit dieser einfachen, aber nicht ganz richtigen Definition begnügt.

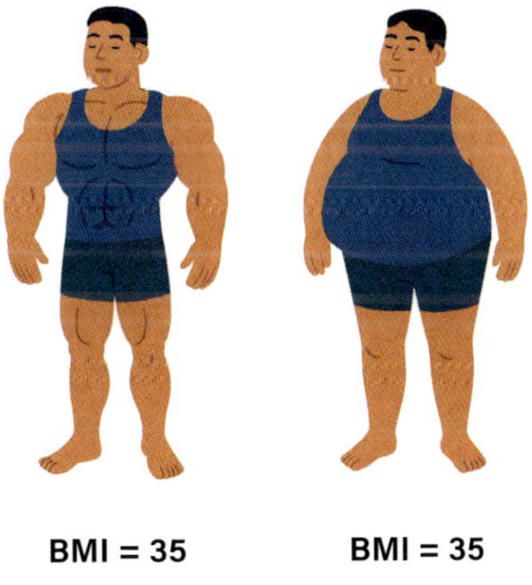

Adipositas im Wandel

Adipositas ist ein relativ junges Problem in der menschlichen Evolution. Über viele Tausend Jahre kämpften die Menschen ständig gegen den Hunger. Die Hauptbeschäftigung war das ständige Umherziehen auf der Suche nach Nahrung.

Da diese nicht immer ausreichend vorhanden war, mussten die Menschen tagelang hungern. Dank genetischer Veränderungen entwickelte der Mensch allerdings die Fähigkeit, aufgenommene Nahrung als Fettgewebe zu speichern. Die lebensnotwendige Glukose konnte in Fett umgewandelt und somit gespeichert werden. In Zeiten der Hungersnot konnte somit auf diese Fettreserven zugegriffen und überlebenswichtige Energie mobilisiert werden.

Tatsächlich können Menschen zwei Monate ohne Nahrung auskommen. Dieser evolutionäre Vorteil, der jahrtausendelang unser Überleben sicherte, kehrt sich aber seit einigen Jahrzehnten gegen uns. Erst seit den 1950er-Jahren hat Übergewicht weltweit stark zugenommen. Zurückzuführen ist das auf den leichten Zugang zu kalorienreichen, hoch verarbeiteten Lebensmitteln und die reduzierte körperliche Aktivität durch Büroarbeit und moderne Mobilität. Seit den 1990er-Jahren hat sich Adipositas bei den Erwachsenen weltweit mehr als verdoppelt und bei den Jugendlichen vervierfacht. Im Jahr 2022 waren 2,5 Milliarden Erwachsene (43 Prozent) übergewichtig und 890 Millionen (16 Prozent) lebten mit Adipositas. Über 390 Millionen Kinder und Jugendliche im Alter von fünf bis 19 Jahren waren 2022 übergewichtig, darunter 160 Millionen mit Adipositas.[1]

Verwunderlich an dieser düsteren Situation ist, dass wir spätestens seit den 1990er-Jahren um dieses Problem wissen. Die Ursachen (Ungleichgewicht zwischen Kalorienzufuhr und -verbrauch) und die Folgeerkrankungen (Herz-Kreislauf-Erkrankungen, Krebs, Diabetes, orthopädische Probleme etc.) sind bekannt, der Anstieg der Adipositas geht aber ungebremst weiter. Wie kann das sein? Könnte es daran liegen, dass das Geschäft mit der Gewichtsreduktion womöglich sehr lukrativ ist? Nahrungsmittelindustrie, Ärzte und Ärztinnen, Pharmafirmen, Ernährungsberatung, Fitnessstudios, Influencer und Buchautoren profitieren vom Fortbestand der Fettleibigkeit. Wenig überraschend ist es also, dass die Anzahl der Übergewichtigen trotz besseren Wissens nicht sinkt. Wir müssen uns daher bewusst machen, dass die Vorzeichen schlecht stehen, normalgewichtig zu bleiben oder es wieder zu werden. Mit einem starken Willen, professioneller Hilfe und der Bereitschaft zum stetigen Kampf ist der Erfolg möglich. Entscheidend ist dabei das Bewusstsein, dass die Hauptverantwortung bei uns liegt.

Die drei Therapieansätze der Adipositas

Grundsätzlich gibt es drei therapeutische Möglichkeiten zur Behandlung des Übergewichts, die schrittweise umgesetzt werden sollten.

1. Ernährung und Bewegung

Ernährung

Die wichtigste Maßnahme ist die Umstellung der Ernährungsgewohnheiten, um ein Kaloriendefizit zu erzielen. Tatsächlich ist das keine einfache Aufgabe, da die Abschätzung des Nährstoff- und Kaloriengehalts von Speisen schwierig ist. Es sei denn, man kocht immer nach Rezepten mit diesen Angaben. Wenn Sie ab Seite 39 Ihre Verträglichkeit von Nährstoffen (ohne Gentest) gecheckt haben, werden Sie in unserem Rezeptteil viele gesunde Gerichte finden, die Ihnen diesen Teil sehr erleichtern werden.

Manchen hilft zum Start der Einsatz eines Mahlzeitenersatzes in Form von Shakes. Dank der genauen Angabe von Inhaltsstoffen und Kalorien bieten sie eine gute Möglichkeit, ein gezieltes Kaloriendefizit zu erreichen und gleichzeitig einer Fehlernährung vorzubeugen.

Regelmäßige körperliche Aktivität

Regelmäßige körperliche Bewegung in den Alltag zu integrieren ist immer immens wichtig. Es ist wichtig zu verstehen, dass sie in erster Linie der Gewichtsstabilisierung dient und nicht der Gewichtsabnahme. Nur Profisportler können ihr Gewicht über das Training steuern, da sie 2.000 bis 5.000 zusätzliche Kalorien pro Tag verbrennen können. Im Vergleich dazu verbraucht ein Durchschnittsbürger bei 30-minütigem Walken etwa 170 Kalorien. Meistens regt das Training dann auch noch den Appetit an, wodurch die Kalorien rasch wieder aufgefüllt werden. Ich habe oft die Erfahrung gemacht, dass Menschen erwarten, allein durch Sport eine Gewichtsabnahme zu erzielen. Die Enttäuschung ist dann groß, wenn sie nach drei Monaten vielleicht sogar zugenommen haben. Obwohl körperliche Bewegung äußerst gesund ist und hilft, das Gewicht zu halten, ist es als Maßnahme allein für die meisten zum Abnehmen nicht ausreichend geeignet.

Abnehmen beginnt im Kopf

Es ist wichtig, dass das Ernährungs- und Bewegungsverhalten während der Gewichtsreduktion permanent geändert wird. Daher ist eine unterstützende Verhaltenstherapie sehr sinnvoll. Nur wenn wir das Verhalten dauerhaft umstellen, gelingt es, das Gewicht zu halten. Viele Studien haben gezeigt, dass dies der schwierigste Teil sein dürfte.[2–4] Menschen mit einer Adipositas-Vergangenheit müssen oft ein Leben lang gegen die Gewichtszunahme kämpfen. Dabei spielen unsere Gene eine große Rolle, wie ich später noch erklären werde. Außerdem konnte in Mausversuchen gezeigt werden, dass permanente epigenetische (Einfluss der Umwelt auf unsere Gene) Veränderungen in den Fettzellen dazu führen, nach einer Gewichtsreduktion wieder rasch zuzunehmen, wenn ausreichend Nahrung vorhanden ist.[5] Es ist davon auszugehen, dass auch beim Menschen ein ähnlicher Mechanismus vorhanden ist.

2. Medikamentöse Therapie

Wenn eine Ernährungs- und Bewegungstherapie nicht die gewünschte Gewichtsreduktion herbeiführen kann, können inzwischen Medikamente helfen. Es handelt sich dabei um hochwirksame Substanzen, die wie natürliche Sättigungshormone (GLP-1) wirken. Diese verstärken die Wirkung von Insulin und regen die Fettverbrennung an (GIP). Mittlerweile stehen sogar dreifach Kombinationen (GLP-1 plus GIP plus Glukagon), die sogenannte Triple-G-Spritze, kurz vor der Zulassung.

Abnehmspritze: Segen oder Risiko?

Bei diesen Substanzen bin ich zwiegespalten. Einerseits finde ich es fantastisch, dass es diese Medikamente gibt. Sie führen nachweislich und verlässlich zu einem signifikanten Gewichtsverlust und haben nur relativ wenige Nebenwirkungen, wie Verstopfung oder Übelkeit. Sie helfen auch Menschen, die schon viele unterschiedliche Diäten erfolglos probiert haben und verzweifelt sind, weil sich der gewünschte Gewichtsverlust nicht eingestellt hat. Hier muss man weder hungern noch sich beim Sport abmühen. Das macht es zu einem einfachen Weg, das Ziel zu erreichen. Das Problem ist allerdings, dass diese Substanzen etwa 4000-mal stärker wirken als die natürlichen Hormone. Fällt dieser übernatürliche Reiz wieder weg, ist es sehr wahrscheinlich, dass die eigenen Hormone nicht mehr ausreichen, um ein Gleichgewicht des Stoffwechsels herstellen zu können. Genau das zeigte eine Studie, die untersucht hat, was mit übergewichtigen Menschen ein Jahr nach dem Ende der Therapie passierte.[2] Zwei Drittel des verlorenen Gewichts wurden nach einem Jahr wieder zugenommen. Und die Risikofaktoren für Herzinfarkt und Diabetes kehrten wieder zur Ausgangslage zurück. Leider wurde in dieser Studie nicht die Muskelmasse gemessen, die durch die Spritzentherapie und bei unzureichender Ernährung oft reduziert wird. Auffällig war jedoch die signifikante Zunahme der Insulinresistenz (Prädiabetes). Sie erhöhte sich ein Jahr nach Beendigung der Abnehmspritze auf das Achtfache. Die Autoren dieser Studie empfahlen daher eine Dauertherapie, da die positiven Effekte ein Jahr nach Studienende wieder verschwanden.[2]

Es ist daher davon auszugehen, dass eine gewisse Abhängigkeit von diesen Substanzen erzeugt wird. Diese Situation ist für mich sehr beunruhigend, da wir Medizinerinnen und Mediziner leider eine sehr lange Tradition haben, Patienten und Patientinnen von irgendwelchen Substanzen abhängig zu machen. Auch psychologisch gesehen ist es nicht gut, das Konzept der „Selbstwirksamkeit" restlos aufzugeben und die Gesundheit ganz in die Hände der Pharmaindustrie zu legen.

Für viele Menschen sind diese Medikamente ein Segen und ich verwende sie auch in meiner Ordination routinemäßig. Meine Patienten und Patientinnen werden vor Therapiebeginn über eine mögliche Abhängigkeit aufgeklärt. Zudem verwende ich die Medikamente primär zusätzlich zur Ernährungsumstellung und Trainingstherapie, falls es nicht zur gewünschten Gewichtsreduktion kommen sollte. Ferner nutze ich die minimal wirksame Dosis für eine begrenzte Dauer. Eine Ausnahme stellen Menschen mit Diabetes dar, die meist eine lebenslange Therapie erhalten.

3. Operative Methoden

Die dritte Säule bilden Operationen, die bislang als effektivste und nachhaltigste Methode zur Gewichtsreduktion gelten.[6,7] Grundsätzlich gibt es zwei Verfahren: Die Magenverkleinerung reduziert die aufgenommene Nahrungsmenge, verändert jedoch die Verdauung nicht. Mit der Zeit kann sich der Magen wieder ausdehnen –

erneute Gewichtszunahme ist möglich. Die zweite Möglichkeit ist die Umleitung des Darms, diese verkürzt die Nährstoffaufnahme im Dünndarm, was eine dauerhafte Ernährungsumstellung erfordert. Empfohlen werden eiweißreiche, fett- und kohlenhydratarme Mini-Mahlzeiten. Trinken sollte getrennt von den Mahlzeiten erfolgen, auf Kohlensäure ist zu verzichten. Bestimmte Vitamine müssen dauerhaft supplementiert werden. Diese Art der Operation hat allerdings auch die besten Langzeiterfolge.

Chancen und Risiken der OP

Diese Operationen kommen grundsätzlich infrage, wenn die bisherigen Methoden zur Gewichtsreduktion versagt haben und ein BMI von über 40 kg/m^2 oder ein BMI von über 35 kg/m^2 mit Begleiterkrankungen vorliegt. Die Entscheidung, eine Operation durchführen zu lassen, ist niemals leicht und immer schwerwiegend, hilft aber bei besonders schweren Fällen von Adipositas signifikant und nachhaltig.

Wenn Menschen mit dem Wunsch der Gewichtsreduktion zum ersten Mal in meine Ordination kommen, gebe ich ihnen üblicherweise einen Überblick über die verfügbaren Möglichkeiten. Ich sage: Wirklich jeder kann abnehmen, solange der Wille da ist und die Betreuung angenommen wird. Ich betone auch, dass es ein lebenslanger Prozess mit Höhen und Tiefen sein wird und der Kampf gegen Übergewicht andauert. Genetische Analysen können dabei helfen, uns besser kennenzulernen, die persönlichen Ursachen für das Übergewicht zu identifizieren und einen personalisierten Ernährungsplan zusammenzustellen.

Gibt es die „beste Diät“?

Die Ernährungswissenschaft ist ein stark umkämpftes Feld, in dem viele Menschen überzeugt sind, die einzig wahre Antwort zu kennen. Diätologen, Ernährungswissenschaftlerinnen, Ernährungsmediziner, Sportwissenschaftlerinnen, Life-Coaches, Biohacker, Influencerinnen und andere haben meist eine ziemlich konkrete und selbstsichere Meinung über die „richtige" Ernährung. Ich habe mich früher oft gefragt, warum es in dieser scheinbar einfachen Sache so viele unterschiedliche, teils widersprüchliche Empfehlungen gibt.

Wer sich intensiv mit der Ernährung auseinandersetzt und versucht, wissenschaftlich fundierte Antworten zu bekommen, wird schnell frustriert. Die Vielzahl an Studien mit teils widersprüchlichen Ergebnissen führt dazu, dass es unterschiedliche Ernährungspyramiden und abweichende Empfehlungen zur Verteilung von Kohlenhydraten, Fetten und Eiweißen gibt. Manche vertreten die Ansicht, dass die Lebensmittelindustrie Studien in Auftrag gibt, deren Ergebnisse die Interessen der Industrie begünstigen und somit ein verzerrtes Bild der Fakten liefern. Es kommt auch durchaus vor, dass Vertreter und Vertreterinnen der Industrie in Gremien sitzen, die offizielle Ernährungsempfehlungen veröffentlichen.

Schwachpunkte von Studien

Ein weiterer Aspekt, der das Ergebnis von Studien verzerren kann, ist die schwierige Kontrollierbarkeit der Nahrungsaufnahme von Probandinnen und Probanden. Viele Studien beruhen auf Fragebögen über Essgewohnheiten oder der Auswertung von Ernährungstagebüchern. Es liegt in der Natur der Sache, dass Fehler bei der Dokumentation passieren können. Wir sind keine Mäuse, die man in einen Käfig steckt und zwei Monate mit einer bestimmten Menge an Nahrung füttert. Das ist ein Grund, warum Tierstudien oft klarere Ergebnisse liefern als Humanstudien.

Ein anderer Grund ist – und nun komme ich zu meinem Hauptargument – die genetische Ähnlichkeit der Nager. Mäuse, die in Studien untersucht werden, sind meist Brüder und Schwestern, weil sie in der jeweiligen Versuchsanstalt gezüchtet wurden. Sie sind genetisch sehr ähnlich beziehungsweise ident. Dementsprechend reagieren sie gleich auf Änderungen in der Nahrungszufuhr und liefern somit schöne und einheitliche Studienergebnisse.

Unterschiedliche Reaktion auf die Nahrungszufuhr

Bei uns Menschen ist das eben nicht der Fall. Wie genetische Analysen zeigen, vertragen einige Personen Kohlenhydrate gut, andere entwickeln dadurch Übergewicht und Adipositas. Bei manchen führt eine erhöhte Eiweißzufuhr zu Übergewicht, Diabetes und Herzinfarkt. Manche Menschen vertragen Fett gut und haben keine erhöhten Cholesterinspiegel, bei anderen kommt es zum Anstieg des Cholesterins. Es ist mittlerweile klar, dass Menschen unterschiedlich auf die Nahrungszufuhr reagieren, und was für den einen gut ist, kann für den anderen schlecht sein.

Es kann daher niemals eine „beste" Diät geben, die für alle Menschen geeignet ist. Die Wissenschaft hat es heutzutage möglich gemacht, anhand von genetischen Analysen Diäten auszuwählen, die am besten zu uns passen und mit denen wir schneller ans Ziel kommen. Zukünftige Studien werden zunehmend auf diesen Aspekt eingehen und vielleicht kommt die Zeit, in der die Nahrungsmittel für bestimmte genetische Typen gekennzeichnet werden.

Herausforderungen langfristiger Erfolge

Eine der größten Herausforderungen nach einer erfolgreichen Gewichtsreduktion ist es, das Gewicht zu halten. Studien zeigen, dass etwa 80 bis 95 Prozent der Menschen innerhalb von zwei bis fünf Jahren wieder zunehmen, oft sogar mehr als sie ursprünglich abgenommen haben.

„Biggest Loser"-Studie

Einen sehr interessanten Einblick in den Mechanismus der Gewichtszunahme gibt die sogenannte „Biggest Loser"-Studie von Dr. Kevin Hall und seinem Team, die 2016 veröffentlicht wurde.[16] Dabei wurden die Teilnehmer der US-amerikanischen TV-Show „The Biggest Loser" – in der stark übergewichtige Menschen in kurzer Zeit radikal abnehmen – über längere Zeit nach Beendigung der Show untersucht. Bei 14 Personen wurden Messungen direkt nach der Show und sechs Jahre später durchgeführt. Der durchschnittliche Gewichtsverlust während der Show lag bei etwa 58 Kilogramm pro Person (etwa 40 Prozent des Körpergewichts). Innerhalb der folgenden sechs Jahre wurden fast 70 Prozent des verlorenen Gewichts wieder zugenommen. Nur einer konnte das Gewicht langfristig halten und fünf Teilnehmer (entspricht 35 Prozent) erreichten wieder ihr Ausgangsgewicht oder sogar mehr. Ursache hierfür dürfte ein veränderter Grundumsatz, das heißt die Kalorien, die unser Körper in Ruhe verbraucht, sein. Überraschenderweise zeigte die Studie, dass der Grundumsatz der Teilnehmer sechs Jahre nach „The Biggest Loser" weiterhin unterdrückt war und dem Niveau direkt nach der Show entsprach, obwohl die Personen erheblich an Gewicht zugenommen hatten. Zudem lag der gemessene Grundumsatz etwa 500 kcal pro Tag unter dem Wert, der aufgrund der veränderten Körperzusammensetzung und ihres Alters zu erwarten gewesen wäre. Tatsächlich sind 500 Kalorien enorm und entsprechen etwa einer Tafel Schokolade! Interessanterweise war der Grundumsatz besonders niedrig bei Teilnehmern, die viel Sport trieben, verglichen mit weniger aktiven Personen. Vermutlich liegt dies an einer Ökonomisierung des Stoffwechsels. Diese metabolische Anpassung führt wahrscheinlich dazu, dass der Körper versucht, das Ausgangsgewicht wiederherzustellen.

Fettzellen erinnern sich an Übergewicht

Wie kürzlich festgestellt wurde, dürften Fettzellen eine Art „Memory-Mechanismus" haben und dazu tendieren, wieder rasch Fett einzulagern.[5] Dieses Phänomen wird als Set-Point-Theorie bezeichnet, also ein vordefinierter Gewichtsbereich, zu dem der Körper immer wieder neigt. Deshalb ist es auch so extrem schwer, das Gewicht nach einer erfolgreichen Abnahme zu halten. Daher sage ich meinen Patientinnen und Patienten immer, dass die Gewichtsreduktion ein lebenslanger Prozess ist, der eine dauerhafte Umstellung der Ernährung und die Etablierung von Bewegungsroutinen erfordert.

Dieses Set-Point-Gewicht ist sowohl von genetischen als auch von Umweltfaktoren abhängig. Neben der genetischen Prädisposition (angeborene Veranlagung) beeinflusst auch das Gewicht, das wir in unserer Kindheit und Jugend fixiert haben, diesen Set-Point. Die Bedeutung eines normalen Gewichts bei Kindern und Jugendlichen ist daher besonders groß. Denn die Gewichtsabnahme wird im Erwachsenenalter zunehmend schwerer und nach dem 40. Lebensjahr erschwert der sinkende Grundumsatz diese zusätzlich. Nach dem 50. Lebensjahr brauchen wir in Ruhe durchschnittlich 10 Prozent und nach dem 80. sogar 20 Prozent weniger Kalorien verglichen mit 30. Auch wenn sich diese Tatsachen nicht leugnen lassen, so hilft uns das Wissen doch zu verstehen, warum es im Alter schwieriger wird, das Normalgewicht zu halten oder abzunehmen.

Die 5 Grundsätze einer gesunden Ernährung

Unabhängig von der Genetik gibt es natürlich allgemeingültige Grundsätze einer gesunden Ernährung, die Sie einhalten sollten:

1. Achten Sie darauf, nicht mehr Kalorien aufzunehmen, als Sie verbrauchen, um einer Gewichtszunahme vorzubeugen.

2. Greifen Sie zu biologischen Lebensmitteln, die oft weniger Zusatzstoffe enthalten als industrielle Produkte.

3. Vielfältige Gemüsesorten sollten die Basis Ihrer Ernährung bilden.

4. Vermeiden Sie energiereiche und hochverarbeitete Lebensmittel.

5. Wählen Sie bewusst Lebensmittel, bei denen sowohl die Qualität des Produkts als auch eine artgerechte Aufzucht (beispielswiese Freilandhaltung) im Vordergrund stehen.

Übergewicht trotz normaler Kalorienzufuhr?

Viele meiner Patientinnen und Patienten sind frustriert darüber, übergewichtig zu sein, obwohl sie ihrer Wahrnehmung nach nicht mehr essen als andere. Manche berichten auch, dass sie trotz Einhaltung der empfohlenen Nahrungszufuhr kein Gewicht verlieren. Oft wird ein langsamer Stoffwechsel, eine hormonelle Störung (vor allem Schilddrüsenerkrankungen) oder eine genetische Veranlagung als Erklärung herangezogen.

In den meisten Fällen von Übergewicht ist keine hormonelle Störung die Ursache. Es trifft jedoch zu, dass bestimmte hormonelle Erkrankungen, Medikamente oder genetische Veranlagungen eine Gewichtszunahme begünstigen können. Daher ist es ratsam, diese vor einer geplanten Gewichtsabnahme auszuschließen. Ich möchte nun auf die häufigsten Erkrankungen eingehen, die mit einer Gewichtszunahme in Verbindung stehen.

1. Die **Hypothyreose**, eine Schilddrüsenunterfunktion, ist eine der häufigsten Ursachen für einen verlangsamten Stoffwechsel. Typische Folgen können Gewichtszunahme trotz normaler Ernährung, Müdigkeit, Kältegefühl, Verstopfung, depressive Verstimmungen und trockene Haut sein. Die Hashimoto Thyreoiditis, eine Autoimmunerkrankung, ist eine der Hauptursachen für eine Schilddrüsenunterfunktion. Im Laufe der Zeit kommt es zu einer schrittweisen Zerstörung des Schilddrüsengewebes. Eine Laborkontrolle von TSH, fT3, fT4 und gegebenenfalls TPO-Antikörpern kann rasch Klarheit bringen. Falls tatsächlich eine Schilddrüsenunterfunktion vorliegt, muss eine lebenslange Hormonersatztherapie durchgeführt werden. Nach Normalisierung der Schilddrüsenwerte kommt es schließlich zum Rückgang des Gewichts.

2. Eine sehr häufige Stoffwechselstörung ist die **Insulinresistenz** – früher Prädiabetes genannt –, eine Störung des Zuckerstoffwechsels. Dabei reagieren die Körperzellen weniger empfindlich auf Insulin, wodurch der Zucker länger im Blut verbleibt und vermehrt Insulin ausgeschüttet wird. Insulin gilt als „Fettspeicherhormon" und fördert die Gewichtszunahme, vor allem das Bauchfett. Typische Anzeichen sind Heißhunger auf Süßes, erhöhte Blutzucker- und Insulinwerte sowie das Gefühl der Schlappheit nach dem Essen.

Eine Laborkontrolle von Nüchterninsulin, HOMA-Index, Nüchternblutzucker und HbA1c-Wert (Langzeitblutzuckerwert) gibt Klarheit.
Falls der HOMA-Index erhöht ist, der HbA1c-Wert aber unter 6,5 Prozent liegt, spricht man von einer **Insulinresistenz**, die durch eine Reduktion der Kohlenhydratzufuhr und vermehrte Bewegung bekämpft werden muss. Falls der HbA1c-Wert über 6,5 Prozent liegt spricht man von einem **Diabetes mellitus** und es ist in den meisten Fällen eine zusätzliche medikamentöse Therapie (zum Beispiel Metformin) notwendig.

3. Das **Polyzystische Ovarialsyndrom (PCOS)** ist eine hormonelle Störung bei Frauen, die oft mit einer Insulinresistenz verbunden ist. Typische Symptome sind Gewichtszunahme, Zyklusstörungen, vermehrte Körperbehaarung und Fruchtbarkeitsstörung. Ursache für diese Erkrankung dürfte ein Überschuss an männlichen Hormonen (Testosteron) sein. Die Diagnose erfolgt anhand der Rotterdam-Kriterien, von denen zwei erfüllt sein müssen: Zyklusstörungen, ein Überschuss an Testosteron und polyzystische Ovarien. Wichtig ist zu wissen, dass keine polyzystischen Ovarien vorhanden sein müssen, um die Diagnose eines PCOS stellen zu können.

4. Das **Cushing Syndrom** entsteht durch einen Cortisolüberschuss, ausgelöst durch Medikamente (Cortison) oder Krankheiten. Typische Merkmale sind Stammfettsucht (Bauch, Gesicht, Nacken), Muskelschwäche, Bluthochdruck und Hautdehnungsstreifen. Obwohl es sich um eine sehr seltene Erkrankung handelt, sollte sie bei entsprechenden Symptomen abgeklärt werden. Als Screening dienen die Bestimmung des morgendlichen Cortisolspiegels im Blut oder eine 24-Stunden-Urinuntersuchung. Ein erhöhter Cortisolspiegel kann eine Gewichtsreduktion verhindern, weshalb die Ursache gefunden und behandelt werden muss.

5. Das **Lipödem** ist durch eine symmetrische Zunahme des Fettgewebes an Armen und Beinen gekennzeichnet und meist druckschmerzhaft und disproportional. Ein wichtiges Unterscheidungsmerkmal zu Lymphödemen oder Wassereinlagerungen ist, dass Füße und Hände in der Regel nicht betroffen sind. Diese genetische Erkrankung kann durch hormonelle Einflüsse wie Pubertät, Schwangerschaft oder Menopause getriggert werden. Sport und Diäten zeigen hier meist nur geringe Wirkung. Die Kompressionstherapie und Chirurgie (Liposuktion) stehen hier im Vordergrund.

6. Sehr häufig können auch **Medikamente** die Ursache von Übergewicht sein. Vor allem Antidepressiva, Antipsychotika, Cortison- und Hormonpräparate (beispielsweise die Pille) können zu einer Erhöhung des Körpergewichts durch Zunahme der Fettmasse führen. In solchen Fällen ist eine sorgfältige Nutzen-Risiko-Abwägung erforderlich und die medikamentöse Therapie sollte mit dem behandelnden Arzt besprochen werden.

Fettleber – so hemmt sie den Gewichtsverlust

Entstehung einer Fettleber

Eine Fettleber, medizinisch Steatosis hepatis genannt, entsteht durch zu viel Fetteinlagerung in der Leber. Ab über 5 Prozent Fettanteil im Lebergewebe spricht man davon.

Es gibt grundsätzlich zwei Hauptformen: die **Nicht-alkoholische Fettleber** (NAFLD - Non-Alcoholic Fatty Liver Disease), die durch ungesunde Ernährung, Übergewicht und Insulinresistenz entsteht, und die **Alkoholische Fettleber** (AFLD - Alcoholic Fatty Liver Disease), die durch übermäßigen Alkoholkonsum verursacht wird. Beide Erkrankungen können zu Leberentzündungen und letztlich zu Leberzirrhose oder Krebs führen.

Während die alkoholische Fettleber bekannt ist und nicht zunimmt, wird die nicht-alkoholische oft bagatellisiert und nimmt stark zu. Fälschlicherweise halten sie viele, inklusive einiger Ärzte und Ärztinnen, für einen normalen Alterungsprozess. In den USA und Europa ist die NAFLD mittlerweile die Hauptursache bei Lebertransplantationen.[17, 18] Sollten Sie im Rahmen einer Ultraschalluntersuchung des Bauches die Diagnose einer Fettleber erhalten, und diese als harmlos eingestuft werden, empfehle ich dringend, eine zweite ärztliche Meinung einzuholen.

Nicht-alkoholische Fettleber

Eine Fettleber entsteht, wenn die Leber mehr Fett speichert, als sie abbauen kann. Ursache ist meist eine ungesunde, kalorienreiche Ernährung. Besonders zuckerhaltige Getränke, Fast Food und Fertiggerichte fördern dies. Auch der Fruchtzucker (Fruktose), der in Softdrinks und Süßigkeiten, aber auch in vermeintlich gesunden Früchten vorkommt, begünstigt das. Es geht hier also nicht primär um zugeführtes Fett, wie der Name Fettleber nahelegt, sondern um eine erhöhte Zuckerzufuhr.

Weltweit leiden etwa 25 bis 30 Prozent der Erwachsenen an einer nicht-alkoholischen Fettleber (NAFLD),[19] wobei die Häufigkeit in Industrienationen (wie Deutschland, USA etc.) sogar bei 30 bis 40 Prozent liegt. Bei Patienten mit Typ-2-Diabetes und Übergewicht ist die Häufigkeit mit bis zu 70 bis 90 Prozent extrem hoch. Zunehmend sind auch Kinder aufgrund von schlechter Ernährung und Bewegungsmangel betroffen.

Das Vorliegen einer Fettleber lässt sich leicht per Ultraschalluntersuchungen feststellen. Eine spezielle Methode, der Fibroscan, kann nicht nur die Fettleber nachweisen, sondern auch ihr Ausmaß bestimmen. Dies ist insbesondere nützlich, um den Erfolg von Maßnahmen zu beurteilen und zu sehen, ob sich die Fettleber zurückbildet.

Abnehmbremse

Eine Fettleber birgt nicht nur gesundheitliche Risiken, sondern erschwert auch das Abnehmen, da sie Stoffwechsel, Hormonhaushalt und Fettverbrennung beeinflusst. Da eine Fettleber oft mit Insulinresistenz einhergeht, speichert der Körper mehr Fett.

Bei einer Insulinresistenz reagieren die Zellen weniger empfindlich auf Insulin. Um den Blutzuckerspiegel dennoch im Normbereich zu halten, muss der Körper vermehrt Insulin ausschütten. Obwohl Insulin für den Transport von Zucker aus dem Blut in die Zellen unerlässlich ist, funktioniert dieser Prozess bei einer Resistenz nicht mehr effizient. Dies führt zu einem dauerhaft erhöhten Insulinspiegel im Blut, der wiederum die Fettverbrennung behindert.

Freie Fettsäuren blockieren den Gewichtsverlust

Weiterhin spielt die Leber eine wichtige Rolle bei der Verarbeitung bzw. dem Stoffwechsel der Fettsäuren (sogenannte Beta-Oxidation). Fett wird in den Fettzellen als Triglyceride gespeichert. Steht kein Zucker mehr als Energiequelle zur Verfügung, wie z. B. beim Fasten oder nach einer längeren Sporteinheit, beginnt der Fettabbau. Dabei werden freie Fettsäuren aus den Triglyceriden in den Fettzellen (sogenannte Lipolyse) freigesetzt. Muskel- und Leberzellen können aus den freien Fettsäuren Energie gewinnen. Bei einer Fettleber ist dieser Prozess allerdings gestört, weshalb weniger Fett abgebaut wird. Dies führt dazu, dass Menschen mit einer Fettleber nur schwer Fett abbauen können und oft noch ein starkes Hungergefühl entwickeln, da nicht ausreichend Energie zur Verfügung steht. Infolge kann es vermehrt zu den gefürchteten Heißhungerattacken mit erhöhter Kalorienaufnahme kommen.

Letztlich führen die in der Leber angestauten freien Fettsäuren zu Entzündungen und einer Erhöhung der Botenstoffe *IL-6 und TNF-alpha*. Diese signalisieren unserem Körper einen Krankheitszustand, was ihn dazu veranlasst, den Grundumsatz zu senken. Menschen mit einer Fettleber und einer Insulinresistenz haben einen um 200 bis 300 Kalorien geringeren täglichen Grundumsatz (entspricht einer kleinen Mahlzeit). Dies erschwert die Gewichtsreduktion. Daher ist es sinnvoll, die Behandlung der Fettleber bei einer Gewichtsabnahme vorrangig zu berücksichtigen. Die genaue Therapie würde den Rahmen des Buches sprengen. Grundsätzlich sollte auf eine kohlenhydratarme Ernährung mit viel Gemüse und einem hohen Eiweißanteil geachtet werden. Leberaktive Stoffe wie beta-Glucan, Inulin und Cholin können helfen, die Leber zu „entfetten“. Einen guten Einstieg in die Gewichtsreduktion bietet das zweiwöchige *Leberfasten nach Dr. Worm.*

Wie Genetik, Ernährung und Gesundheit zusammenhängen

Gene bilden die Grundlage allen Lebens. Sie sind der individuelle Bauplan unseres Körpers, der unsere Entwicklung, Neigung zu Krankheiten, Charaktereigenschaften und Alterungsprozesse steuert. Seit vielen Jahrhunderten ist uns der Zusammenhang von Vererbung mit der Entstehung von Krankheiten inklusive Übergewichts bekannt.

Epigenetik – der Einfluss der Umwelt

Seit der Entschlüsselung des menschlichen Genoms (die Summe aller Gene) im Jahre 2003 ist es uns erstmals möglich, aufgrund von genetischen Analysen diese Eigenschaften vorherzusagen, ohne unsere Verwandtschaft zu kennen. Dies stellte den Eintritt in eine neue Ära der Medizin dar und hilft uns, individuelle Unterschiede besser zu verstehen. Wichtig ist allerdings, sich dessen bewusst zu werden, dass obwohl unsere Gene eine wichtige Rolle in unserem Leben spielen, sie niemals unsere Zukunft zu 100 Prozent vorhersagen können. Natürlich spielt auch unser Umfeld eine große Rolle und steuert, welche Gene wie stark aktiviert werden. Die Einwirkung unseres Umfelds auf unsere Gene bezeichnet man als Epigenetik.

Die Epigenetik bedeutet chemische Veränderungen an unseren Genen, welche die Funktionen dieser Gene steuern können. Man kann sich die Epigenetik wie einen Schalter vorstellen, der manche Gene einschaltet und andere Gene ausschaltet. Wenn ein Schalter schon längere Zeit nicht benutzt wurde, dann kann es sogar sein, dass bestimmte Gene nie wieder eingeschaltet werden können. Das ist auch gut so, da wir manche Gene, etwa jene, die für unser Wachstum zuständig sind, nach einer bestimmten Zeit einfach nicht mehr benötigen. Wir haben das Epigenom (Gesamtheit aller epigenetischen Veränderungen) noch längst nicht entschlüsselt, und es wird wahrscheinlich noch viele Jahre brauchen, bis wir ähnlich weit sind wie bei unserem Genom. Tatsache ist, dass unser Genom unsere Veranlagung darstellt, während alle Arten von Umwelteinflüssen diese Veranlagungen entweder zur Geltung bringen oder unterdrücken.

Was bedeutet Nutrigenomik?

Der Bereich der Genetik, der sich mit Nahrungsaufnahme, Stoffwechsel und Gewichtsregulation beschäftigt, wird Nutrigenomik genannt. Die Nutrigenomik ist ein interdisziplinäres Forschungsfeld, das sich mit der Wechselwirkung zwischen Ernährung, Genen und Gesundheit beschäftigt. Sie entstand aus den Fortschritten in der Genetik, Molekularbiologie und Ernährungswissenschaft in den letzten Jahrzehnten.

Tatsächlich hat die Nutrigenomik ihren Ursprung bereits in der Antike. Auch hier hatte Hippokrates (ca. 460–370 v. Chr.) einen Spruch auf Lager: *„Lass die Nahrung deine Medizin sein."* Auch in der Traditionellen Chinesischen Medizin (TCM) und im Ayurveda wurde die individuelle Wirkung von Lebensmitteln auf den Körper beschrieben.

Der Begriff „Nutrigenomik" wurde erstmals im Jahr 2001 in wissenschaftlichen Publikationen verwendet. In diesem Jahr erschien ein Artikel von Tony Peregrin im *Journal of the American Dietetic Association* mit dem Titel *The New Frontier of Nutrition Science: Nutrigenomics*. Dieser Artikel beschreibt in erster Linie die wissenschaftlichen Arbeiten von Fogg-Johnson und Merolli und beginnt mit dem Satz: *„Wenn man die Zukunft der Ernährungswissenschaft in einem einzigen Wort zusammenfassen müsste, wäre die Wahrscheinlichkeit hoch, dass es Nutrigenomik wäre."* Dr. Fogg-Johnson ist fest davon überzeugt, dass die Nutrigenomik die Art und Weise revolutionieren wird, wie die allgemeine Bevölkerung Ernährung und Diät betrachtet.[20]

Im Zentrum der Nutrigenomik steht das Verständnis, wie Nährstoffe auf molekularer Ebene wirken und warum die Effekte dieser Nährstoffe (einschließlich sekundärer Pflanzenstoffe) von Person zu Person variieren.

Erkenntnisse aus der Entschlüsselung

Schon seit Langem ist bekannt, dass individuelle Unverträglichkeiten auf Nahrungsmittel vererbt werden können. Klassische Beispiele sind die Laktoseintoleranz (Unverträglichkeit von Milchzucker), der Alkoholdehydrogenase-Mangel (Unverträglichkeit von Alkohol) und unterschiedliche Blutfettwerte nach fettreichen Diäten. Die Entschlüsselung des Genoms machte es nun möglich, das unterschiedliche Ansprechen auf Nahrungsmittel zu untersuchen. Der Traum war schon damals, anhand von nutrigenomischen Daten die Entwicklung sicherer und wirksamer Diättherapien für Einzelpersonen oder bestimmte Bevölkerungsgruppen möglich zu machen. Dieser Traum, der 2001 noch in den frühen Entwicklungsstadien war, konnte nun durch die Entschlüsselung des humanen Genoms und mit der Unterstützung von künstlicher Intelligenz realisiert werden. Viele der damaligen Prophezeiungen haben sich inzwischen erfüllt. Zwei Dinge traten nicht wie vorhergesagt ein. Erstens dauerte die Umsetzung des Wissens in die klinische Praxis keine zehn, sondern tatsächlich 20 Jahre. Zweitens träumte man damals von der Herstellung von Lebensmitteln für Personengruppen mit einer bestimmten genetischen Signatur. Letzteres wurde bisher noch nicht umgesetzt, da die individuellen genetischen Unterschiede zu groß sein dürften, um einige wenige Gruppen bilden zu können. Dennoch besteht die Möglichkeit, dass sich diese Situation zukünftig ändert.

Makronährstoffe und ihre Rolle in der Nutrigenomik

Das Feld der Nutrigenomik entwickelt sich rasch weiter. Eine der derzeit interessantesten Anwendungen sind Analysen, die es ermöglichen, die individuelle Zusammensetzung der Makro- (Kohlenhydrate, Fett, Eiweiß) und Mikronährstoffe (Vitamine, Mineralstoffe) vorherzusagen. Für mich war dies ein komplett neuer Ansatz, der den derzeitigen Nahrungsempfehlungen größtenteils widerspricht. Seit vielen Jahren wird gefeilscht, welche prozentuale Verteilung von Kohlenhydraten, Fetten und Eiweiß für unsere Ernährung optimal ist. Dass sich die Experten nicht einig sind, zeigt sich in den unterschiedlichen Empfehlungen verschiedener Institutionen. Mittlerweile wissen wir, dass alle in gewisser Weise sowohl Recht als auch Unrecht haben. Die Genetik hat uns in den letzten Jahren bestätigt, was viele Ernährungsexperten schon lange vermuten. Jeder Mensch benötigt eine individuelle Zusammensetzung der Makronährstoffe.

Auf einen Blick!

Gene revolutionieren die Nährstoffempfehlungen

Unsere individuellen Gene beeinflussen, wie unser Körper die drei Makronährstoffe (Kohlenhydrate, Fette und Eiweiß) verwertet. Daher kann es keine allgemeingültige Empfehlung für die ideale Zusammensetzung dieser Nährstoffe geben. Diese Erkenntnis ist ein bedeutender Paradigmenwechsel, der wahrscheinlich noch Jahre brauchen wird, bis er allgemein anerkannt ist und in den entsprechenden Richtlinien berücksichtigt wird.

Natürlich muss man bedenken, dass die gesamte Kalorienmenge entscheidend dafür ist, ob man zu- oder abnimmt. Selbst bei einer perfekt auf die Person abgestimmten Ernährung kommt es zur Gewichtszunahme, wenn mehr Kalorien aufgenommen werden als verbraucht.

Kohlenhydrate: Die genetischen Wurzeln

Für einen langen Zeitraum unserer Entwicklung lebten wir als nomadische Jäger und Sammler und aßen, was wir fanden: Wurzeln, Pflanzen, Beeren, Nüsse, Fisch und Fleisch. Dies variierte je nach Ort, Klima und Jahreszeit. Die Art und Weise, wie der Körper komplexe Kohlenhydrate verarbeitete und darauf reagierte, war damals nicht sehr relevant.[21, 22]

Vor etwa 12.000 Jahren änderte sich das durch den Ackerbau. Plötzlich gab es signifikant mehr kohlenhydrathaltige Nahrungsmittel wie Getreide in unserer Ernährung. Mehr Kohlenhydrate bedeuteten mehr leicht verfügbare Energie.

Gen-Varianten beeinflussen die Insulinausschüttung

Einfache Kohlenhydrate werden nach der Nahrungsaufnahme rasch von unserem Körper aufgenommen und führen schnell zu einem Anstieg des Blutzuckerspiegels. Je stärker dieser Anstieg ausfällt, desto mehr Insulin muss unser Körper ausschütten. Insulin bewirkt, dass die Kohlenhydrate aus dem Blut in die Körperzellen gelangen. Bei einer sehr hohen Zufuhr einfacher Kohlenhydrate und einem dauerhaft erhöhten Insulinspiegel kann Insulin jedoch mit der Zeit seine blutzuckersenkende Wirkung verlieren. Wir sprechen dann von einer Insulinresistenz. Wenn die Kohlenhydratbelastung andauert, reicht das Insulin nicht mehr aus, den Blutzucker zu senken, und es kommt zur Entstehung der Zuckerkrankheit (Typ-2-Diabetes).

Glücklicherweise ermöglichte eine Variante in einem Gen namens *TCF7L2*, diese neuen Nahrungsquellen auf eine produktivere, weniger schädliche Weise zu verarbeiten.[22]

Das *TCF7L2*-Gen beeinflusst die Insulinausschüttung nach dem Verzehr von Nahrungsmitteln wie Getreide. Es ist eines der Gene, die am stärksten mit Diabetes in Verbindung gebracht werden. Je nachdem, welche Variante dieses Gens vorliegt, kann der Körper unterschiedlich auf Kohlenhydrate reagieren.[23]

„Farmer"- oder „Jäger und Sammler"-Typ

Die *„Farmer"-Variante (rs7903146-CC)* ist mit einer besseren Reaktion auf Kohlenhydrate verbunden. Bei Personen mit dieser Variante neigen Kohlenhydrate nicht dazu, den Blutzuckerspiegel anzusteigen zu lassen.[23-25] Die *„Jäger und*

Sammler"-Variante (rs7903146-TT) zeigt eine schlechtere Reaktion auf Kohlenhydrate. Bei Personen mit dieser Variante führen selbst komplexe Kohlenhydrate wie Vollkornprodukte zu einem erhöhten Anstieg des Blutzuckerspiegels. Diese Menschen haben ein erhöhtes Risiko für Diabetes und Übergewicht.[23–25] Personen, die beide Varianten *(rs7903146-CT)* tragen, haben eine mittlere Reaktion auf Kohlenhydrate. Das bedeutet, dass Kohlenhydrate den Blutzuckerspiegel nur in geringerem Maße ansteigen lassen können.

Als die Landwirtschaft zur vorherrschenden Lebensweise wurde, wurde die *„Farmer"-Variante* für den Menschen vorteilhafter und verbreitete sich. Gleichzeitig blieb die ursprüngliche *„Jäger und Sammler"-Variante* erhalten – etwa 38 Prozent der Menschen tragen sie heute in sich. Wenn ich also meine *TCF7L2-Variante* kenne, kann ich somit meine Ernährung anpassen. *„Jäger und Sammler"* sollten eine kohlenhydratarme Ernährung wählen und einfache Zucker vermeiden. *„Farmer"* vertragen dagegen Kohlenhydrate wesentlich besser und können daher auch größere Mengen zu sich nehmen. Allerdings sollte man nicht vergessen, dass selbst *„Farmer"* übergewichtig werden und an Diabetes erkranken können, wenn die Kalorienaufnahme den Verbrauch deutlich übersteigt.

Die zwei bekanntesten Inschriften des Apollo-Tempels von Delphi lauten bekanntlich: erstens *„Erkenne dich selbst"* und zweitens *„Nichts im Übermaß"*. Interessanterweise könnte dies auch als einfache Handlungsanweisung für die genetischen Analysen dienen.

Gene als Schlüssel zur Verträglichkeit von Eiweiß

Eines der wichtigsten Gene, die unsere Fettmasse steuern, ist das *FTO-Gen* (engl.: *fat mass and obesity-associated gene*). Menschen, die bestimmte genetische Veränderungen an diesem Gen haben, neigen zu Übergewicht, Adipositas und Typ-2-Diabetes.

Das hängt hauptsächlich mit dem Spiegel des Hormons Ghrelin im Blut zusammen. Ghrelin ist ein sogenanntes Hungerhormon, das im Magen produziert wird und ein Hungergefühl auslöst. Nach einer Nahrungsaufnahme sinkt der Ghrelinspiegel normalerweise ab und der Hunger erlischt beziehungsweise es tritt ein Sättigungsgefühl ein.

Fakten!

Genetische Vielfalt

Genetische Veränderungen müssen nicht zwangsläufig schädlich sein. Man unterscheidet zwischen genetischen Variationen und Mutationen. Variationen sind häufig und normal - sie bestimmen zum Beispiel unsere Körpergröße, Haarfarbe und Augenfarbe. Mutationen hingegen sind selten und immer mit Krankheiten verbunden.
Von jedem Gen besitzen wir stets zwei Versionen. Diese können entweder gleich (homozygot) oder unterschiedlich (heterozygot) sein. Stark vereinfacht bedeutet es, dass die Ausprägung einer Eigenschaft von der Anzahl der veränderten Gene bestimmt wird. Eine Normalvariante wird oft als „*Wildtyp*" bezeichnet und beinhaltet zwei normale Genvarianten. Zu leichten Veränderungen kommt es bei heterozygoten Formen (eine normale Genvariante und eine veränderte Genvariante) und zu starken Veränderung kommt es bei homozygoten Formen (zwei veränderte Genvarianten).

Studien konnten zeigen, dass bei Menschen mit genetischen *FTO-Veränderungen* das Ghrelin nach der Nahrungsaufnahme nicht oder weniger absank. Dies führt dazu, dass das Sättigungsgefühl später eintritt und vermehrt Nahrung aufgenommen wird. Besonders der Hunger auf hochkalorische Nahrung ist bei diesen Menschen stärker ausgeprägt.

Die Frage war, ob eine veränderte Zusammensetzung der Makronährstoffe die Situation beeinflussen kann. Eine Studie konnte tatsächlich zeigen, dass eine Erhöhung der Eiweißzufuhr (von 15 auf 25 Prozent) bei Personen mit einer *FTO-Veränderung* besonders vorteilhaft war, indem das Hungergefühl signifikant abnahm.[26] Eine andere Studie konnte ein ähnliches Resultat mit Auswirkungen sowohl auf das Körpergewicht als auch auf den Bauchumfang zeigen.[27]

Vererbte Reaktion

Interessanterweise ist unsere Neigung zu bestimmten Nahrungsmitteln vererblich.[28-30] Diese Vererblichkeit der bevorzugten Zusammensetzung von Makronährstoffen konnte in einer großen Studie bestätigt und spezifische genetische

Signaturen identifiziert werden.[31] Je nach genetischer Signatur tendierten die Menschen entweder dazu, relativ mehr Fett, mehr Eiweiß oder mehr Kohlenhydrate zu essen. Überraschenderweise hatten Personen mit einer Neigung für einen relativ höheren Eiweißanteil in ihrer Ernährung ein erhöhtes Risiko für Übergewicht, Adipositas und Diabetes. Dies war insofern überraschend, da die gängige Annahme bei Patienten mit metabolischen Problemen ein übermäßiger Konsum von Kohlenhydraten ist. Eine eindeutige Erklärung für dieses paradoxe Phänomen fehlt bisher. Einerseits könnten durch die erhöhte Zufuhr an Eiweiß die erwähnten Folgeerkrankungen entstehen. Andererseits ist es ebenso möglich, dass eine genetische Prädisposition (erbliche Anfälligkeit für bestimmte Krankheiten) zu Übergewicht sowie Diabetes führt und diese Menschen versuchen, durch eine erhöhte Eiweißzufuhr diesen Erkrankungen gegenzusteuern.

Warum es keine Eiweiß-Empfehlung für alle geben kann

Manche Menschen profitieren eher von einer eiweißarmen, andere eher von einer eiweißreichen Ernährung. Bestimmte Gene können die Reaktion von Eiweiß auf den menschlichen Körper beeinflussen und sich somit auf Körpergewicht, Ernährungsgewohnheiten und Stoffwechsel auswirken.[26, 27, 31, 32]

Bei Personen, die besser auf Nahrungseiweiß ansprechen, können höhere Eiweißmengen in der Ernährung die Gewichtskontrolle und den Stoffwechsel verbessern. Umgekehrt können eiweißreiche Diäten bei Personen, die schlechter darauf reagieren, negative Auswirkungen auf den Stoffwechsel haben.[26, 27, 31, 32] Eine der größten Studien zu diesem Thema wurde von Fleur Meddens und Kollegen im Jahr 2020 publiziert.[31] Bei dieser Studie wurde die Vorliebe der Makronährstoffe (Kohlenhydrate, Fett, Eiweiß) mit dem Genom (Gesamtheit aller Gene) verknüpft und deren Auswirkung auf bestimmte Erkrankungen (Adipositas, Typ-2-Diabetes, koronare Herzkrankheit, Alzheimer) analysiert.

Es stellte sich heraus, dass bestimmte Gene unsere Neigung zur vermehrten Eiweißaufnahme beeinflussen. Diese sind vor allem *glucokinase regulatory protein* (GKRP), *klotho beta* (KLB), *alcohol dehydrogenase* (ADH1B) und *fibroblastic growth factor 21* (FGF21).

Personen mit Veränderungen in diesen Genen neigten zu einem erhöhten Konsum von Eiweiß und infolge zu Adipositas, Typ-2-Diabtetes und koronarer Herzerkrankung. Die Autoren schlossen daraus, dass die Neigung zu einer erhöhten Eiweißaufnahme zu diesen Erkrankungen führt.

Auf den ersten Blick scheint dies unerwartet zu sein, da wir Medizinerinnen und Mediziner Personen mit diesen Erkrankungen häufig eine eiweißreiche, kohlenhydratarme Ernährung ans Herz legen. Scheinbar hängt der Erfolg dieser Empfehlung von unseren Genen ab. Es liegt nahe, dass Personen mit einem ausgeprägten Verlangen nach Eiweiß die Zufuhr reduzieren sollten, um bestimmte Krankheiten zu vermeiden. Um diese Empfehlung zu untermauern, sind zukünftige Studien notwendig.

Auf einen Blick!

Clevere Eiweißwahl

Für eine optimale Eiweißzufuhr sollten Sie generell die Zufuhr von rotem Fleisch (wie Rind, Schwein, Lamm, Ziege, Wild) reduzieren. Stattdessen sollten Sie vermehrt zu Eiweiß aus gesunden Quellen wie Hülsenfrüchten, Geflügel und Fisch greifen.

Die genetische Wahrheit über Fett

Die Gene können unsere Reaktion auf Nahrungsfett beeinflussen. Bei manchen Menschen wirkt sich eine fettreiche Ernährung im Hinblick auf die Gewichtskontrolle, den Cholesterinspiegel, Entzündungen und Zuckerstoffwechsel besser aus als eine fettarme.[33-36]

Ketogene Ernährung

Bei der ketogenen Diät handelt es sich um eine Ernährungsweise auf Basis reichlich gesunder Fette, kombiniert mit einem angemessenen Eiweißgehalt und sehr wenigen Kohlenhydraten. Ursprünglich wurde die Keto-Diät vor über 100 Jahren zur Behandlung von Epilepsie und Diabetes eingesetzt.[37, 38] Die ketogene Ernährung versetzt den Stoffwechsel in einen Zustand namens Ketose, in dem der Körper Fett anstelle von Kohlenhydraten (Glukose) als Hauptenergiequelle nutzt. Es gibt verschiedene Varianten, aber meist werden 30 bis 50 Gramm oder weniger Kohlenhydrate pro Tag empfohlen.[39, 40]

Fakten!

Was sind Ketonkörper?

Ketonkörper sind Stoffwechselprodukte, die in der Leber aus Fettsäuren gebildet werden. Die beiden Haupt-Ketonkörper im Blut sind *Beta-Hydroxybutyrat* und *Acetoacetat*.
Ketonkörper dienen dem Körper als alternative Energiequelle für Gehirn, Herz, Muskulatur, Nieren und andere Gewebe, insbesondere bei Kohlenhydratmangel, wie zum Beispiel Fasten, erhöhtem Energiebedarf bei Krankheit oder intensiver körperlicher Aktivität.

Positive Effekte der ketogenen Ernährung

Neuere wissenschaftliche Erkenntnisse zeigen, dass Ketonkörper nicht nur als Energiequelle dienen. Sie wirken auch als wichtige Botenstoffe. Ketone können verändern, welche Gene aktiv sind, und beeinflussen verschiedene Prozesse im Körper. Wie zum Beispiel Entzündungen, Stress durch freie Radikale, Funktionen des Immunsystems, die Gesundheit von Zellwänden, wie Zellen miteinander kommunizieren und wie gut der Körper sich vor Schäden schützen kann. Diese Effekte können dazu beitragen, Stoffwechselerkrankungen zu verbessern und ein verlängertes gesundes Leben zu ermöglichen.

Die bemerkenswertesten therapeutischen Effekte der Keto-Diät zeigen sich in der raschen und anhaltenden Verbesserung von Adipositas, metabolischem Syndrom und Typ-2-Diabetes. Präklinische (Daten aus Forschungsarbeiten) und andere Daten deuten zudem darauf hin, dass die ketogene Ernährung eine vielversprechende Therapieoption bei anderen chronischen Erkrankungen wie Alzheimer und bestimmten Krebsarten darstellen könnte.[41]

Die ketogene Ernährung hat sich in Studien über bis zu zwei Jahre hinweg als wirksam und sicher für die meisten Menschen gezeigt.[42] Allerdings reagieren die Personen hinsichtlich Gewichtsverlust, Stoffwechselveränderungen und neurologischer Effekte individuell unterschiedlich stark.[41, 43] Neben körperlichen Merkmalen wie Geschlecht und Alter dürfte diese Unterschiedlichkeit vor allem durch das Zusammenspiel von erblichen Anlagen und Lebensgewohnheiten beeinflusst werden. Dazu zählen beispielsweise die Ernährung, Insulinresistenz und Aktivitätsniveau. Mit der zunehmenden Popularität von Keto-Diät und personalisierter Ernährung wird es immer interessanter, genetische Unterschiede zu nutzen, um vorherzusagen, wie jemand auf die ketogene Ernährung reagiert.

Tierische versus pflanzliche Quellen

Bisher haben wir nur über positive Effekte einer ketogenen Diät gesprochen. Es ist wichtig, zu erwähnen, dass es auch negative Effekte gibt. Bei etwa 20 bis 25 Prozent der Menschen kommt es während einer ketogenen Diät zu einem Anstieg des „bösen" LDL-Cholesterins. Das kann dazu führen, dass sich Fett in den Blutgefäßen ablagert (Artheriosklerose) und somit zur Entstehung von Herzinfarkt, Schlaganfall und Problemen mit den Blutgefäßen in den Beinen führen kann.

Personen, die mit einem Anstieg des LDL-Cholesterins unter einer ketogenen Diät reagieren, können genetisch identifiziert werden. Derzeit ist allerdings noch nicht vollständig geklärt, ob solche Menschen eine ketogene Diät tatsächlich meiden sollen oder nicht.

Für mich persönlich spielt das individuelle Risiko einer Person die entscheidende Rolle bei dieser Frage. Bei Menschen mit einem hohen Risiko für Herz-Kreislauf-Erkrankungen würde ich von einer ketogenen Diät abraten oder zumindest den

LDL-Cholesterinspiegel – falls notwendig mit Medikamenten – kontrollieren. Ein Anstieg des LDL-Cholesterins durch eine ketogene Ernährung könnte auch die Ursache für die höhere Sterblichkeit sein, die in den letzten Jahren bei kohlenhydratarmer Ernährung beobachtet wurde.[47]

Wichtig an dieser Studie ist aber, dass die höhere Sterblichkeit mit der Zufuhr von Eiweiß und Fetten tierischen Ursprungs zusammenhing, während die Zufuhr von Eiweiß und Fetten pflanzlichen Ursprungs die Sterblichkeit verringerte. Dies deutet darauf hin, dass es eine wichtige Rolle spielen dürfte, aus welcher dieser Quellen das Eiweiß und die Fette stammen.[45]

Genetische Varianten und ketogene Ernährung: Einfluss auf die Gewichtsreduktion

LIPF (Lipase F): Dieses Gen produziert das Lipase-F-Enzym im Magen, das bei der Verdauung von Fetten hilft. Tatsächlich ist es für ca. 30 Prozent der gesamten Fettverdauung zuständig. Etwa 17 Prozent aller Menschen haben eine Veränderung in diesem Gen, was dazu führt, dass weniger Fett verdaut werden kann. Personen mit einer solchen Veränderung haben einen erhöhten Gewichtsverlust unter einen ketogene Diät.[44]

GYS2: Das Gen steuert die Umwandlung von Zucker in Glykogen. Glykogen ist eine Speicherform des Zuckers, die sich hauptsächlich in der Leber und der Muskulatur befindet. Es kann rasch abgerufen werden, wenn unser Körper schnell Zucker benötigt wie zum Beispiel bei einer sportlichen Aktivität. Personen mit einer bestimmten Veränderung in GYS2 verlieren während einer ketogenen Diät mehr Gewicht. Scheinbar sind diese Menschen weniger effektiv in der Glykogenspeicherung, wodurch früher auf Fettreserven zugegriffen werden muss.[44]

CETP: Das Gen spielt eine wichtige Rolle beim Transport von Blutfetten, indem es überschüssige Fette aus den Gefäßen zurück in die Leber transportieren kann. Personen mit einer bestimmten Veränderung im CETP-Gen reagierten positiv auf eine ketogene Diät, was sich an einer verbesserten Gewichtsabnahme und niedrigeren schädlichen Blutfettwerten zeigt.[44]

GAL: Das Gen produziert das Hormon Glananin, das die Nahrungsaufnahme anregt, insbesondere die Aufnahme von Fett. Personen mit einer Veränderung in diesem Gen dürften weniger Appetit auf fettreiche Nahrung haben, weshalb eine ketogene Diät zu einem raschen Sättigungsgefühl und zu einem schnelleren Gewichtsverlust führen dürfte.[44]

AGTR2: Das Gen wird mit Übergewicht und vermehrter Fettspeicherung in Verbindung gebracht. Eine bestimmte Veränderung in diesem Gen führte zu einem schnelleren Gewichtsverlust und Fettverlust durch eine ketogene Diät.[44]

Einfluss der Gene auf den Kalorienverbrauch

Der tägliche Energiebedarf

Das Körpergewicht wird durch Nahrungsaufnahme und Kalorienverbrauch bestimmt. Der Kalorienverbrauch unterteilt sich in den sogenannten Grundumsatz und den Gesamtumsatz.

Der Grundumsatz bezeichnet die Kalorien, die unser Körper in Ruhe verbraucht – etwa, wenn wir den ganzen Tag im Bett lägen. Da wir uns aber bewegen, kommen zusätzliche Aktivitätskalorien hinzu. Der Gesamtumsatz ist die Summe aus Grundumsatz und diesen Aktivitätskalorien.

Der durchschnittliche Grundumsatz einer Frau liegt bei ca. 1.400 kcal pro Tag und beim Mann bei ca. 1.600 kcal pro Tag. Durch körperliche Aktivität kann der Gesamtumsatz allerdings deutlich gesteigert werden.

Obwohl Bewegungsempfehlungen der Weltgesundheitsorganisation (WHO) existieren, erreichen sie nur 27 Prozent der Bevölkerung. Der zusätzliche Kalorienverbrauch dadurch beträgt oft nur 100 bis 400 Kalorien täglich, was wenig ist. Häufig werden die durch die Bewegung verbrauchten Aktivitätskalorien überschätzt, weshalb das Abnehmen allein durch sportliche Betätigung oft nicht erfolgreich ist.

Ein Beispiel: Michael Phelps, ein ehemaliger Weltklasseschwimmer, aß während seiner aktiven Zeit täglich 8.000 bis 10.000 Kalorien pro Tag und hatte einen Körperfettanteil von 4 bis 8 Prozent. Er war allerdings auch eine Profisportler der extrem viel und hart trainiert hat. Ein durchschnittlicher Mensch schafft es niemals, so viele Kalorien durch Sport zu verbrauchen.

Wie Gene über Ihr Gewicht mitentscheiden

Nun wenden wir uns dem Teil der Gleichung zu, den wir nicht bewusst steuern können. Unser Gewicht und unsere Körperfettverteilung werden durch ein Zusammenspiel von Umweltfaktoren, Lebensstil und Genetik beeinflusst.

Genetische Veranlagungen können die Neigung zur Gewichtszunahme oder -abnahme, die Art der Fettspeicherung und die Effizienz des Stoffwechsels erheblich verändern.

Bei einigen Menschen können genetische Varianten die Wahrscheinlichkeit für Gewichtszunahme, eine verlangsamte Stoffwechselrate oder Schwierigkeiten beim Gewichthalten erhöhen. Bei anderen kann die Genetik dazu beitragen, dass sie eher untergewichtig sind oder Probleme mit der Regulierung von Hunger und Sättigung haben.

Durch genetische Analysen können Gene untersucht werden, die mit Gewichtsproblemen, Stoffwechselfunktionen und der Fettverteilung in Verbindung stehen. Die Analyse dieser genetischen Faktoren ermöglicht Einblicke in potenzielle Herausforderungen beim Gewichtsmanagement, einschließlich der Neigung zu Übergewicht, erneuter Gewichtszunahme und dem metabolischen Syndrom. Wenn man seine genetischen Veranlagungen kennt, können gezielte Maßnahmen ergriffen werden, um personalisierte Diätpläne, Bewegungsroutinen und Änderungen des Lebensstils zu verbessern.

Tatsächlich hat die Genetik nur einen vergleichsweise geringen direkten Einfluss auf den Grundumsatz. Bei gleichen Bedingungen, zum Beispiel im Liegen, verbrauchen unterschiedliche Menschen nicht bedeutend unterschiedlich viele Kalorien.

Der Grundumsatz eines gesunden Menschen hängt in erster Linie von folgenden Faktoren ab: Körpergröße, Alter, Muskelmasse, Aktivität und Schlafmangel.

Körpergröße und chronologisches Alter können wir nicht beeinflussen. Muskelmasse, Aktivität und Schlaf hingegen schon.

Das Muskelgewebe verbraucht in Ruhe mehr Energie als Fettgewebe. Wenn man also Muskeln aufbaut und gleichzeitig Fett reduziert, erhöht sich der Grundumsatz bei gleichem Körpergewicht. Das ist ein wichtiger Grund, warum Krafttraining oft zur Gewichtsreduktion empfohlen wird. Durch erhöhte Aktivität wird der Grundumsatz gesteigert, da der Körper in der Ruhephase nach dem Training mehr Energie für die Regeneration benötigt.

Ein Schlafmangel führt zu hormonellen Veränderungen. Das Hungerhormon Ghrelin steigt, während das Sättigungshormon Leptin sinkt. Dies bewirkt, dass man mehr Hunger bekommt, besonders auf fett- und zuckerreiche Nahrungsmittel.

FTO-Gen – Auswirkungen auf Appetit und Belohnung

Etwa 500.000 genetische Abschnitte spielen eine Rolle beim Gewichtsmanagement. Man spricht deshalb auch von einer polygenetischen (viele Gene) Veranlagung. Unsere Gene bestimmen die Gewichtsunterschiede zwischen Menschen zu etwa 70 Prozent.[48–51] Manche dieser Gene wirken sich positiv, andere negativ auf unser Körpergewicht aus. Zudem variiert der Grad des Einflusses der einzelnen Gene auf unseren Organismus.

Eines der bekanntesten und wichtigsten Gene bei der Gewichtsregulation dürfte *FTO* spielen. Dieses Gen liefert den Bauplan für das Eiweiß *„FTO-alpha-Ketoglutarat-abhängige Dioxygenase"*. Studien deuten darauf hin, dass dieses Gen als eine Art Hauptschalter fungiert, der eine Vielzahl anderer gewichtsrelevanter Gene und Signalwege in unserem Körper steuert. Eine bestimmte Variante des *FTO-Gens* kann mit Adipositas, einem hohen Blutzuckerspiegel, Insulinresistenz und Typ-2-Diabetes in Verbindung gebracht werden.[52, 53] Eine der wichtigsten Möglichkeiten, wie *FTO* das Körpergewicht beeinflussen könnte, ist sein Einfluss auf den Appetit. So ist das *FTO-Gen* im Hypothalamus, einer Hirnregion, die für die Kontrolle des Appetits verantwortlich ist, hochaktiv.[54, 55] Tierversuche zeigen, dass Mäuse, bei denen *FTO* künstlich überaktiviert wird, dazu neigen, mehr zu essen und übergewichtig zu werden.[56]

Bestimmte Varianten des *FTO-Gens* könnten mit einer höheren Ausschüttung des Hungerhormons Ghrelin verbunden sein. Ghrelin, ein im Magen produziertes Hormon, steigt vor dem Essen (Hungergefühl) und sinkt danach (Sättigungsgefühl). Bei Menschen mit erhöhtem Ghrelinspiegel wird eine höhere Kalorienaufnahme, eine Bevorzugung energiereicher Nahrung und ein verzögertes Sättigungsgefühl beobachtet, was zu mehr Essen führen kann (siehe auch bei Eiweiß, ab Seite 27).

Glücksgefühl durch Essen

Das *FTO-Gen* scheint nicht nur körperliche, sondern auch psychologische Reaktionen auf Nahrungsmittel zu beeinflussen. Es konnte gezeigt werden, dass Menschen mit *FTO-Varianten* in den Belohnungsregionen des Gehirns stärker auf Essen reagieren. Gleichzeitig zeigen Gehirnregionen, die für Emotionen und Impulskontrolle zuständig sind, eine geringere Aktivität. Das bedeutet, dass diese Menschen einerseits ein stärkeres Glücksgefühl durch Essen erleben und andererseits es schwerer haben, den Impuls zu essen, unterdrücken zu können.[57–59]

Diese Information war in meiner täglichen Praxis wie eine Erleuchtung, weil ich zuvor nie verstand, warum fettleibige Menschen ihren Lebensstil trotz schwerwiegender gesundheitlicher Folgen scheinbar nicht ändern konnten oder wollten.

Bei Menschen mit Krebserkrankungen habe ich oft das genaue Gegenteil erlebt. Sie unternahmen wirklich alles, manchmal sogar über das Maß hinaus, um den Krebs zu besiegen. Im Gegensatz dazu ist bei manchen Menschen mit Adipositas allerdings die Steuerzentrale selbst verändert, wodurch sie die notwendigen Schritte nicht umsetzen. Sie können sich nicht selbst „an den Haaren aus dem Sumpf ziehen". Den Studien zufolge haben diese Menschen verständlicherweise Schwierigkeiten mit der Motivation, da sie durch Essen Glück empfinden – und Glück ist schließlich ein Zustand, den wir alle anstreben.

Auf einen Blick!

Gene und Gewicht – die Rolle des *FTO-Gens*

Es zeigt sich, dass das *FTO-Gen* die Nahrungsaufnahme auf vielen unterschiedlichen Ebenen beeinflusst. Das Wissen um das Tragen dieser Genvariante kann sowohl das bisherige Verhältnis zur Nahrungsaufnahme als auch das mögliche Übergewicht erklären. Für viele meiner Patienten und Patientinnen ist diese Information fast eine Erleichterung, da sie die „Schuld" für ihr Übergewicht bisher in ihrem Charakter sahen und dachten, es läge an einem Mangel an Selbstdisziplin. Tatsächlich werden übergewichtige Menschen von der Gesellschaft oft als träge, faul und willensschwach wahrgenommen. Das wäre so, als würde man Menschen mit Bluthochdruck als aufbrausend und Menschen mit Vorhofflimmern als nervös bezeichnen und ihnen die Schuld für ihre Krankheiten geben. Was aber meines Erachtens noch viel wichtiger ist als das Ablegen des Schuldgefühls, ist das Wissen um diese genetische Veranlagung. Denn nur wenn ich meine Schwachstellen kenne, kann ich mein Verhalten entsprechend anpassen und Routinen entwickeln, die mich weniger in Versuchung führen. Man sollte niemals seine Selbstdisziplin überschätzen und daher Gelegenheiten meiden, die ein hohes Maß an Selbstbeherrschung erfordern, um ein unerwünschtes Verhalten zu vermeiden.

Nutrigenomik: Personalisiert essen ohne Gentest

Nutrigenomik bedeutet im eigentlichen Sinn die genetische Veranlagung (Prädisposition), wie unser Körper mit der zugeführten Nahrung umgeht. Das Grundprinzip ist daher, dass es keine einheitlichen Nahrungsempfehlungen geben kann und jeder Mensch individuell auf Nahrung reagiert.

Unsere Gene spielen eine entscheidende Rolle bei der Gewichtsregulation und der Auswahl der passenden Ernährung. Verlässliche Gentests und deren sorgfältige Aufbereitung von Experten ist ein Weg. Sie können aber auch mithilfe von Selbstbeobachtung und genauer Protokollierung Muster bei der Verträglichkeit der unterschiedlichen Makronährstoffe (Kohlenhydrate, Fette und Eiweiß) erkennen und dementsprechend die Ernährungsgewohnheiten umstellen. Bedenken Sie bitte immer: Es gibt keine einheitliche Diät, die für alle Menschen perfekt passt. Auch eine einheitliche Empfehlung für die prozentuelle Aufteilung der Makronährstoffe kann niemals für alle funktionieren.

Selbstbeobachtung und Ernährungstagebuch

Das Fundament jeder personalisierten Ernährung ist ein Ernährungstagebuch (Seite 66), das hilft, bestimmte Muster zu erkennen.

Dabei geht es nicht um die Kalorien oder Portionsgrößen, sondern darum, wie Sie bestimmte Mahlzeiten vertragen und wie Ihr Körper darauf reagiert.

→ Notieren Sie, was Sie essen und wie Sie sich danach fühlen
→ Vergeben Sie Schulnoten (1 = sehr gut, 5 = ganz schlecht), um Ihre Reaktionen besser vergleichen zu können, oder beschreiben Sie Ihre Lage und Stimmung.
→ Achten Sie auf Symptome wie Blähungen, Müdigkeit, Energielevel etc.

Je konsequenter und länger Sie das Ernährungstagebuch führen, desto besser lernen Sie Ihren Körper kennen. Dies ist besonders hilfreich bei übergewichtigen Menschen mit einer normalen täglichen Kalorienzufuhr. Liegt die Kalorienzufuhr deutlich über dem Gesamtenergieumsatz, nimmt man mit jeder Ernährungsweise zu. Schauen Sie bei den jeweiligen Makronährstoffen nach (Seite 42, Seite 48, Seite 54), dort finden Sie genauere Anleitungen.

Fakten!

Warum die Torte am Nachmittag zu überdurchschnittlicher Gewichtszunahme am nächsten Morgen führen kann

Das hat einen einfachen Grund: 1 g Glykogen (die Speicherform des Zuckers) bindet in etwa 3–4 g Wasser, es kommt nach dem Genuss von Süßem also zu (vorübergehenden) Wassereinlagerungen. Daher nimmt man mehr an Gewicht zu, als die Süßspeise tatsächlich wog.

Unverträglichkeiten von Lebensmitteln erkennen

Achten Sie beim Führen des Ernährungstagebuchs darauf, wie Ihr Körper auf einzelne Lebensmittel reagiert. So finden Sie heraus, ob bestimmte Lebensmittel der Auslöser für wiederkehrende Beschwerden nach dem Essen sind. Häufig sind dies bestimmte Zuckerarten, Histamin oder Gluten.

Laktose

Laktoseintoleranz, oft genetisch bedingte durch eine verminderte Laktaseproduktion, führt dazu, dass Milchzucker (Laktose) nicht richtig verdaut wird. Häufige Symptome sind Blähungen, Bauchschmerzen oder Durchfall nach dem Verzehr von Milchprodukten. In solchen Fällen ist es ratsam, vorübergehend laktosefreie Produkte zu nutzen und die Reaktion des Körpers zu beobachten. Falls sich die Beschwerden bessern, ist mit hoher Wahrscheinlichkeit von einer Laktoseintoleranz auszugehen.

Unabhängig von einem genetischen Test, dieser könnte nämlich auch falsch negativ sein, sollte in Zukunft auf laktosehaltige Produkte verzichtet werden. Es ist wichtig, zu bedenken, dass es zwei Formen der Laktoseintoleranz gibt: die primäre, die genetisch bedingt und permanent ist, und die sekundäre Laktoseintoleranz. Letztere entsteht durch eine Schädigung der Darmschleimhaut, beispielsweise nach Magen-Darm-Infekten, Antibiotikaeinnahme oder bei chronisch entzündlichen Darmerkrankungen. Diese Form ist vorübergehend und kann einige Wochen nach dem akuten Ereignis verschwinden.

Fruktose

Die Fruktosemalabsorption, oft umgangssprachlich als Fruktoseintoleranz bezeichnet, ist eine funktionelle Transportstörung im Dünndarm. Personen mit einer Fruktosemalabsorption erleben typischerweise 30 Minuten bis 2 Stunden nach dem Essen Beschwerden. Dazu gehören Blähungen, Bauchkrämpfe, Bauchschmerzen, allgemeines Unwohlsein oder Durchfälle. Auch Müdigkeit, Erschöpfung, Reizbarkeit und Konzentrationsstörungen können Symptome sein. Beschwerden treten besonderes häufig nach dem Verzehr von fruktosereichen Lebensmitteln wie Obst, Fruchtsäften und Honig auf. Ein Ernährungstagebuch kann dabei helfen, diesen Zusammenhang leicht zu erkennen. Ein Atemtest oder Gentests können eine Fruktosemalabsorption bestätigen. Ich persönlich verlasse mich aber am meisten auf das Ernährungstagebuch und das Verschwinden der Beschwerden bei Fruktoseverzicht, unabhängig von den Testergebnissen.

Koffein

Auch Koffeinempfindlichkeit lässt sich leicht durch Selbstbeobachtung identifizieren. Symptome wie Unruhe, Zittern, Schlaf- oder Herzrhythmusstörungen treten auf. Bei Menschen mit einer genetisch bedingten langsamen Abbauvariante des Enzyms *CYP1A2* wirkt Koffein stärker. Die Beschwerden ähneln denen bei übermäßigem Kaffeekonsum.

Alkohol

Ähnlich verhält es sich bei der Alkoholintoleranz. Hier besitzen einige Menschen, insbesondere mit ostasiatischer Abstammung, eine weniger aktive Variante des Enzyms Aldehyddehydrogenase. Das führt bereits nach geringen Mengen Alkohol zu Gesichtsrötungen, Übelkeit und Unwohlsein. Die Symptome sind also recht offensichtlich. In solchen Fällen sollte man auf Alkohol verzichten.

Gluten

Ein weiteres wichtiges Beispiel für Unverträglichkeiten ist die Glutenempfindlichkeit und die Glutenintoleranz (Zöliakie). Bei beiden werden glutenhaltige Getreidesorten wie Weizen, Gerste, Dinkel und Roggen schlecht vertragen. Nach dem Verzehr von Gluten kann es zu Bauchschmerzen, Blähungen, Durchfällen, Müdigkeit und Gewichtsverlust kommen. Die Zöliakie (Glutenintoleranz) ist im Gegensatz zur Glutenempfindlichkeit eine Autoimmunerkrankung, die eine strikte glutenfreie Diät erfordert. Bei beiden Erkrankungen kommt es nach Reduktion bzw. Elimination von Gluten aus der Nahrung zur raschen Besserung. Bedenken Sie, dass ein negativer Antikörpertest und eine negative Dünndarmbiopsie zwar die Glutenintoleranz (Zöliakie) ausschließen, aber nicht die Glutenempfindlichkeit. Wenn kein genetischer Test verfügbar ist, ist ein Ernährungstagebuch essenziell, um die Glutenempfindlichkeit zu diagnostizieren.

Kohlenhydrate – individuelle Reaktion

Wie uns die genetischen Studien gezeigt haben, reagieren wir unterschiedlich auf Makronährstoffe (Kohlenhydrate, Eiweiß und Fett). Bei Kohlenhydraten geht es in erster Linie um die Insulinausschüttung. Spricht man davon, dass jemand „schlecht" auf Kohlenhydrate reagiert, bedeutet das meist, dass diese Person einen hohen Insulinspiegel nach dem Konsum von Kohlenhydraten hat, was vermehrt zu Übergewicht führen kann. Sie haben sicher bemerkt, dass es Menschen gibt, die relativ viele Kohlenhydrate essen und scheinbar nicht zunehmen. Umgekehrt gibt es Menschen, die schon „vom Anschauen einer Pizza" an Gewicht zulegen. Diese individuellen Reaktionen sind entscheidend.

Quickcheck Kohlenhydratunverträglichkeit

Füllen Sie zunächst einmal ganz aus dem Bauch heraus die folgende Checkliste aus. Beantworten Sie hier mehr Fragen mit Ja, könnten Sie kohlenhydratsensitiv sein. Lesen Sie dann direkt auf der gegenüberliegenden Seite weiter. Haben Sie mehr Fragen mit Nein beantwortet, scheinen Sie Kohlenhydrat ganz gut zu vertragen. Schauen Sie als nächstes den Quickcheck Eiweiß (Seite 48) und Fett (Seite 54) an.

	ja	nein
Ich bin nach kohlenhydratreichen Mahlzeiten müde und unkonzentriert.	☐	☐
Ich fühle mich eher träge.	☐	☐
Ich habe nach kohlenhydratreichen Mahlzeiten rasch wieder Heißhunger.	☐	☐
Ich nehme zu, wenn ich regelmäßig Brot, Pasta, Reis etc. esse.	☐	☐
Ich bekomme einen Blähbauch nach kohlenhydratreichen Mahlzeiten.	☐	☐
Ich leide unter Völlegefühl.	☐	☐
Ich bin gereizt.	☐	☐

Der Kohlenhydrat-Selbsttest

Nach dem Quickcheck ist die aufmerksame Selbstbeobachtung in Kombination mit einer systematischen Dokumentation Ihrer körperlichen und auch mentalen Reaktionen die Basis für eine auf die individuelle Verträglichkeit abgestimmte Ernährung. Je konsequenter Sie Ihre Ernährung und Ihre Beobachtungen protokollieren, desto besser verstehen Sie die Signale Ihres Körpers.

Um zu überprüfen, ob sich die ersten Hinweise aus dem Quickcheck bewahrheiten, sollten Sie 2–4 Tage mit kohlenhydratreicher Ernährung planen.

Der Fahrplan für den Selbsttest

1. Quickcheck (Seite 42)
2. 1 Tag eine für Sie „normale" Ernährung protokollieren (Seite 66)
3. 2–4 Tage kohlenhydratreiche Ernährung inkl. Ernährungstagebuch (Seite 66)
4. Auswertungsbogen kohlenhydratreiche Ernährung (Seite 45)

So gehen Sie vor

1. **Kennen Sie Ihre Ausgangslage**
   Die Deutsche Gesellschaft für Ernährung (DGE) empfiehlt, dass gesunde Erwachsene mindestens 50 % ihrer täglichen Energiezufuhr in Form von Kohlenhydraten zu sich nehmen sollten. Dies entspricht für Frauen etwa 225 g und für Männer etwa 290 g Kohlenhydrate pro Tag.

2. **Protokollieren Sie 1 Tag Ihre „normale" Ernährung**

3. **Ernähren Sie sich 2–4 Tage kohlenhydratreich und dokumentieren Sie Ihre körperlichen und auch mentalen Reaktionen sorgfältig**
   Mit Punkt 2 haben Sie Ihre normale Kohlenhydratzufuhr herausgefunden. Von dort ausgehend erhöhen Sie die Menge an Kohlenhydraten um 15–20 %. Wenn Sie z. B. auf 200 g Kohlenhydrate kommen, sollten Sie für die kohlenhydratreichen Tage 230–240 g einplanen.
   Dabei sollten Sie für diese Testtage Ihre normale Kalorienzufuhr beibehalten, also nicht kalorienreduziert essen und etwas weniger Fett und Eiweiß zu sich nehmen.

4. **Füllen Sie den Auswertungsbogen aus**
   Basierend auf Ihren Beobachtungen können Sie jetzt sehr genau erkennen, welche Auswirkungen eine kohlenhydratreiche Kost für Sie hat.

5. **Auswertung**
   Sie haben mehr Kreuze in der roten Spalte? Dann sollten Sie sich auf jeden Fall kohlenhydratarm ernähren (Rezeptübersicht dazu auf Seite 70). Aber auch im Grenzbereich rot/orange lohnt es sich, die kohlenhydratarme Ernährung auszuprobieren.

Auf einen Blick!

Kohlenhydratreich essen

Haferflocken mit Banane, Brot mit Marmelade, Pastagerichte, Kartoffeln mit Gemüse, Couscous-, Reis- oder Quinoa-Salate, Obst, Reiswaffeln, Müsliriegel, Süßspeisen.

Frühstück: Vegane Bananenpfannkuchen (Seite 74) oder Kichererbsen-Frühstücksschüssel (Seite 83)

Mittag: Lasagne mit geröstetem Gemüse (Seite 123) oder Veggie-Burger (Seite 126)

Snack: Apfelschnitze mit Honig und Zimt (Seite 155) oder Haferkekse mit Rosinen (Seite 157)

Abend: Harissa-Kartoffelsalat (Seite 100) oder Polenta mit gebratenen Champignons und Spinat (Seite 112)

Auswertung kohlenhydratreiche Ernährung

	gut	mittel	schlecht
Energie	☐	☐	☐
wach	☐	☐	☐
satt	☐	☐	☐
Leistungsfähigkeit	☐	☐	☐
Vollkornverträglichkeit	☐	☐	☐
Hülsenfrüchteverträglichkeit	☐	☐	☐
Obstverträglichkeit	☐	☐	☐
Gewicht	☐	☐	☐
Verdauung	☐	☐	☐

	nein	mittel	ja
Heißhunger	☐	☐	☐
Zittern	☐	☐	☐
Gewichtsschwankungen	☐	☐	☐
Gewichtszunahme	☐	☐	☐
Stimmungsschwankungen	☐	☐	☐
Blähungen	☐	☐	☐
Wassereinlagerungen	☐	☐	☐
Hautbild	☐	☐	☐
Schlafqualität	☐	☐	☐
Durchfall oder Verstopfung	☐	☐	☐

Auf einen Blick!

Anzeichen für gute Kohlenhydratverträglichkeit

Beobachtung	Bedeutung
Sie fühlen sich nach kohlenhydratreichen Mahlzeiten wach und leistungsfähig.	Ihr Körper kann Zucker gut verwerten.
Sie bekommen keine Heißhungerattacken nach Pasta, Brot & Co.	Blutzucker bleibt stabil.
Sie sind lange satt trotz hoher Kohlenhydratanteile.	Insulinantwort ist gut reguliert.
Sie können abnehmen oder Gewicht halten, auch mit moderaten bis hohen Kohlenhydratmengen.	Ihr Körper speichert überschüssige Glukose nicht übermäßig.

Anzeichen für schlechte Kohlenhydratverträglichkeit

Beobachtung	Bedeutung
Sie sind nach kohlenhydratreichem Essen müde, träge oder „food-coma"-artig.	Mögliche Blutzuckerspitze mit raschem Abfall
Sie bekommen nach 1–2 Stunden Heißhunger oder Zittern.	Instabile Blutzucker- und Insulinantwort
Sie nehmen leicht zu, besonders bei Brot, Nudeln, Reis etc.	Hohe Insulinsensitivität oder Kohlenhydratspeicherung
Sie haben ständiges Verlangen nach Snacks, vor allem süß oder stärkehaltig.	Mögliche Kohlenhydrat-abhängigkeit / Blutzucker-schwankung

Sie sind der kohlenhydratsensitive Typ, ...

... wenn Sie nach kohlenhydratreichen Mahlzeiten (z. B. Pasta, Brot, Zucker) müde und unkonzentriert werden oder Heißhunger bekommen.

... wenn Ihre Energie schnell nachlässt und Sie sich nicht leistungsfähig fühlen.

... wenn Sie nicht satt werden oder/und unter Heißhunger leiden.

... wenn Sie leicht zunehmen, wenn Sie viele Kohlenhydrate essen.

Für diesen Typ eignen sich Ernährungsformen mit reduzierter Kohlenhydratzufuhr, hochwertigen Fetten, ausreichend Eiweiß und möglichst wenig Zucker: klassische Low-Carb-Diäten oder eine ketogene Ernährung können helfen.

Auf einen Blick!

Achten Sie bei der Auswahl Ihrer Gerichte in diesem Buch darauf, dass die Rezepte bei den Kohlenhydraten nur 1–2 Punkte haben. Probieren Sie aus, ob Sie auch 2 Punkte gut vertragen.
Oft kommt es auch auf die Tagesgesamtmenge an. Sie werden vielleicht ein wenig austesten müssen, was gut zu Ihnen passt.

Eiweiß — individuelle Reaktion

Es mag widersprüchlich klingen: Manche Menschen, die unter Übergewicht leiden, haben paradoxerweise einen hohen Eiweißanteil in ihrer Ernährung. Hierbei könnte eine schlechte Eiweißverträglichkeit der Grund sein, deren genaue Ursachen noch erforscht werden. Studien haben aber gezeigt, dass ein übermäßiger „Eiweiß-Hunger", besonders auf tierisches Eiweiß, mit einem erhöhten Risiko zu Diabetes, Übergewicht und Herzinfarkt verbunden sein kann.

Quickcheck Eiweißunverträglichkeit

Bitte einmal den Quickcheck zur Eiweißunverträglichkeit ausfüllen. Beantworten Sie hier mehr Fragen mit Ja, könnten Sie eiweißsensitiv sein. Auf der gegenüberliegenden Seite geht's dann weiter. Haben Sie mehr Fragen mit Nein beantwortet, scheinen Sie Eiweiß ganz gut zu vertragen. Schauen Sie dann als nächstes den Quickcheck Fett (Seite 54) an, um herauszufinden, wie gut Sie Fett vertragen.

	ja	nein
Ich fühle mich nach proteinreichen Mahlzeiten lange satt.	☐	☐
Ich habe keine Verdauungsprobleme.	☐	☐
Nach einer eiweißreichen Mahlzeit bin ich wach und konzentriert.	☐	☐
Ich nehme bei höherem Proteinkonsum nicht zu.	☐	☐
Ich habe weniger Heißhunger, wenn ich genug Eiweiß esse.	☐	☐

Der Eiweiß-Selbsttest

Ihr Quickcheck deutet auf eine Eiweißunverträglichkeit hin? Dann steht für Sie jetzt auf dem Plan, das zu überprüfen. Dafür gibt es das Tool des Ernährungstagebuchs. Denn mit der aufmerksamen Selbstbeobachtung in Kombination mit einer systematischen Dokumentation Ihrer körperlichen und auch mentalen Reaktionen können Sie Ihre individuelle Verträglichkeit herausfinden.

Um zu überprüfen, ob sich die ersten Hinweise aus dem Quickcheck bewahrheiten, sollten Sie 2–4 Tage mit kohlenhydratreicher Ernährung planen.

Der Fahrplan für den Selbsttest

1. Quickcheck (Seite 48)
2. 1 Tag eine für Sie „normale" Ernährung protokollieren (Seite 66)
3. 2–4 Tage eiweißreiche Ernährung inkl. Ernährungstagebuch (Seite 66)
4. Auswertungsbogen eiweißreiche Ernährung (Seite 51)

So gehen Sie vor

1. **Kennen Sie Ihre Ausgangslage**
   Erwachsenen ab 19 Jahren empfehlen die Ernährungsgesellschaften in Deutschland, Österreich und der Schweiz (DGE, ÖGE, sge) eine tägliche Proteinzufuhr von 0,8 g pro Kilogramm Körpergewicht. Für Personen ab 65 Jahren wird ein Wert von 1,0 g pro Kilogramm Körpergewicht empfohlen. Bei einem Körpergewicht von 75 kg sind das etwa 60 g Eiweiß pro Tag.

2. **Protokollieren Sie 1 Tag Ihre „normale" Ernährung**

3. **Ernähren Sie sich 2–4 Tage eiweißreich und dokumentieren Sie Ihre körperlichen und auch mentalen Reaktionen sorgfältig**
   Mit Punkt 2 haben Sie Ihre normale Eiweißzufuhr herausgefunden. Erhöhen Sie jetzt Ihre Eiweißzufuhr je nach Ausgangslage auf ca. 1,5–2 g Eiweiß pro kg Körpergewicht/Tag (bei 75 kg Körpergewicht sind das etwa 110–150 g pro Tag). Wichtig ist dabei, dass Sie Ihre gesamte Kalorienzufuhr konstant halten – also keine Reduktion der Gesamtkalorien vornehmen – und stattdessen die Menge an Fett und Kohlenhydraten leicht anpassen. Der Fokus liegt auf magerem Eiweiß und pflanzlichen Quellen. Planen Sie Ihre Testtage nicht während hormoneller Schwankungen (z. B. Zyklusmitte), Krankheit oder starkem Stress.

4. **Füllen Sie den Auswertungsbogen aus**
   Basierend auf Ihren Beobachtungen können Sie jetzt sehr genau erkennen, welche Auswirkungen eine eiweißreiche Kost für Sie hat.

5. **Auswertung**
   Sie haben mehr Kreuze in der roten Spalte? Dann sollten Sie sich auf jeden Fall eiweißarm ernähren (Rezeptübersicht dazu auf Seite 70). Aber auch im Grenzbereich rot/orange lohnt es sich, die eiweißarme Ernährung auszuprobieren.

Auf einen Blick!

Eiweißreich essen

Rührei (mit Käse), Joghurt (mit Proteinpulver), Quark, mageres Fleisch, Fisch, Tofu, Hülsenfrüchte sind dafür gut geeignet. Probieren Sie zum Beispiel das aus:

Frühstück: Mandelmehlpfannkuchen mit Speck (Seite 72) oder Veggie-Omelette (Seite 82)
Mittag: Salat mit Garnelen und Roter Bete (Seite 109) oder Couscous mit Hähnchen und Ofengemüse (Seite 113)
Snack: Knusprige Tofuwürfel (Seite 154)
Abend: Hähnchensalat mit Hüttenkäse (Seite 90) oder Gegrillte Putenröllchen (Seite 93)

Auswertung eiweißreiche Ernährung

	gut	mittel	schlecht
Energie	☐	☐	☐
wach	☐	☐	☐
satt	☐	☐	☐
Leistungsfähigkeit	☐	☐	☐
Milchprodukteverträglichkeit (Laktose)	☐	☐	☐
Fleischprodukteverträglichkeit	☐	☐	☐
Hülsenfrüchteverträglichkeit	☐	☐	☐
Gewicht	☐	☐	☐
Verdauung	☐	☐	☐

	nein	mittel	ja
Heißhunger	☐	☐	☐
Zittern	☐	☐	☐
Gewichtsschwankungen	☐	☐	☐
Gewichtszunahme	☐	☐	☐
Stimmungsschwankungen	☐	☐	☐
Blähungen	☐	☐	☐
Wassereinlagerungen	☐	☐	☐
Hautbild	☐	☐	☐
Schlafqualität	☐	☐	☐

Auf einen Blick!

Anzeichen für gute Eiweißverträglichkeit

Beobachtung	Bedeutung
Sie fühlen sich lange satt.	Proteine unterstützen Ihr Sättigungsgefühl
Sie haben weniger Heißhunger später am Tag.	Gute Proteinverwertung, stabiler Blutzucker
Keine Blähungen, kein Druckgefühl nach dem Essen.	Gute Verdauung von Eiweiß
Keine Hautreaktionen oder Übelkeit.	Keine Unverträglichkeit oder Allergie
Sie verlieren oder halten Ihr Gewicht, auch bei mehr Protein.	Kalorienbilanz stimmt, keine Wasserretention oder Unverträglichkeit

Anzeichen für schlechte Eiweißverträglichkeit

Beobachtung	Bedeutung
Sie fühlen sich nach eiweißreichen Mahlzeiten aufgebläht oder schwer.	Möglicherweise eingeschränkte Eiweißverdauung
Sie bekommen nach dem Essen Blähungen, Druckgefühl oder Völlegefühl.	Eiweiß wird nicht optimal verarbeitet.
Sie haben Hautreaktionen (z. B. Rötungen, Juckreiz) oder Übelkeit.	Hinweis auf Unverträglichkeit oder allergische Reaktion
Sie haben trotz hoher Eiweißzufuhr ständig Hunger.	Eiweiß sättigt Sie nicht – eventuell schlechte Verwertung.
Sie nehmen zu, obwohl Sie nicht mehr essen als sonst.	Wassereinlagerung oder Stoffwechselprobleme durch zu viel Eiweiß
Sie fühlen sich energielos oder träge nach eiweißreicher Kost.	Verdauung überfordert, mögliche Belastung von Leber/Niere

Sie sind der eiweißsensitive Typ, ...

... wenn Sie sich nach eiweißreichen Mahlzeiten (z. B. Fleisch, Eier, Milchprodukte, Proteinpulver) aufgebläht oder schwer fühlen.
... wenn Sie sich nicht besonders gesättigt fühlen.

... wenn Sie den Eindruck haben, bei viel Protein langsamer ab- oder sogar zuzunehmen (z. B. durch Wassereinlagerung oder Verstopfung).
... wenn Ihre Energie schnell nachlässt und Sie sich nicht leistungsfähig fühlen.
... Sie empfindlich auf bestimmte Eiweißquellen (z. B. Milchprodukte → Laktose oder Kasein, Hülsenfrüchte → Blähungen) reagieren.

Begrenzen Sie die Eiweißzufuhr auf ein moderates Niveau (z. B. 0,8 g pro kg Körpergewicht am Tag). Wählen Sie gut verdauliche Proteinquellen wie Tofu, Tempeh, gut gekochte Linsen, Fisch, mageres Geflügel. Kombinieren Sie Eiweiß aus unterschiedlichen Quellen, um die Proteinqualität zu erhöhen. Vermeiden Sie stark verarbeitete Eiweißprodukte (z. B. Proteinriegel, Whey mit künstlichen Süßstoffen) bei Unverträglichkeit.

Fakten!

Wichtig: Proteinkombinationen mit hoher Proteinqualität
Kartoffeln + Ei → z. B. Pellkartoffeln mit Spiegelei oder Kartoffel-Omelett
Hülsenfrüchte + Getreide → z. B. Linsencurry mit Vollkornreis
Milchprodukte + Haferflocken → z. B. Magerquark mit Haferflocken und Beeren
Vollkornbrot + Käse → z. B. Vollkorn-Sandwich mit Hüttenkäse oder Hartkäse
Tofu + Reis oder Quinoa → z. B. Gebratener Tofu mit Gemüse und Quinoa

Auf einen Blick!

Wenn Sie Eiweiß schlecht vertragen, achten Sie bei der Auswahl Ihrer Rezepte darauf, dass die Gerichte wenig Eiweiß enthalten, aber genügend gesunde Fette und Kohlenhydrate. Bevorzugen Sie statt tierischem Protein pflanzliche Alternativen wie Hülsenfrüchte (z. B. Linsen, Kichererbsen), Tofu und Tempeh. Eine gute, proteinarme Alternative für Kuhmilchprodukte können pflanzliche Milchalternativen wie Soja-, Reis-, Mandel- oder Kokosmilch sein. Testen Sie, wie viel Eiweiß Ihr Körper verträgt, und passen Sie die Menge nach Bedarf an. Häufig ist auch die Gesamtaufnahme über den Tag entscheidend. Experimentieren Sie ein wenig, um herauszufinden, was am besten für Sie funktioniert.
Wählen Sie bei den Rezepten in diesem Buch bevorzugt solche aus, die beim Eiweißanteil mit nur 1 bis 2 Punkte gekennzeichnet sind. Testen Sie behutsam, ob Sie auch Rezepte mit 2 Punkten gut vertragen. Häufig spielt nicht nur die einzelne Mahlzeit, sondern die gesamte Eiweißmenge pro Tag eine Rolle. Es kann sein, dass Sie etwas experimentieren müssen, um herauszufinden, was Ihnen persönlich am besten bekommt.

Fette – individuelle Reaktion

Nicht jeder reagiert gleich auf dieselbe Fettmenge. Manche Menschen können Nahrungsfette besser verstoffwechseln (Beta-Oxidation) als andere. Das erklärt, warum einige trotz gleicher Fettzufuhr abnehmen, während andere zunehmen. Beobachten Sie daher Ihre individuelle Reaktion auf Fett – etwa durch ein Ernährungstagebuch. So erkennen Sie, was Ihnen guttut.[60]

Quickcheck Fettunverträglichkeit

Mehr ja als nein? Mit dem Quickcheck können Sie eine Tendenz in Sachen Fettunverträglichkeit erkennen.

	ja	nein
Ich bin nach fettreichen Mahlzeiten lange satt.	☐	☐
Ich habe keine Verdauungsprobleme.	☐	☐
Ich fühle mich energiegeladen.	☐	☐
Ich nehme nicht zu.	☐	☐
Ich habe nach fettreichen Mahlzeiten keinen Heißhunger.	☐	☐

Der Fett-Selbsttest

Der Quickcheck hat Ihnen gezeigt, dass Sie nicht gut auf fettreiche Lebensmittel reagieren? Dann können Sie jetzt mit weiterführenden Methoden herausfinden, ob sich das bestätigt. Nutzen Sie dafür das Ernährungstagebuch von Seite 66. Denn mit der aufmerksamen Selbstbeobachtung in Kombination mit einer systematischen Dokumentation Ihrer körperlichen und auch mentalen Reaktionen können Sie Ihre individuelle Verträglichkeit herausfinden.

Um zu überprüfen, ob sich die ersten Hinweise aus dem Quickcheck bewahrheiten, sollten Sie sich 2–4 Tage fettreicher ernähren.

Der Fahrplan für den Selbsttest

1. Quickcheck (Seite 54)
2. 1 Tag eine für Sie „normale" Ernährung protokollieren (Seite 66)
3. 2–4 Tage fettreiche Ernährung inkl. Ernährungstagebuch (Seite 66)
4. Auswertungsbogen fettreiche Ernährung (Seite 57)

So gehen Sie vor

1. **Kennen Sie Ihre Ausgangslage**
   Maximal 30 % der täglichen Nahrungsenergie sollte laut der Fachgesellschaften für Ernährung (DGE, ÖGE, sge) aus Fett stammen, das ist etwa 1 g Fett pro kg Körpergewicht. Für Erwachsene bedeutet das bei geringer körperlicher Aktivität etwa 65 bis 80 g pro Tag.

2. **Protokollieren Sie 1 Tag Ihre „normale" Ernährung**

3. **Ernähren Sie sich 2–4 Tage fettreich und dokumentieren Sie Ihre körperlichen und auch mentalen Reaktionen sorgfältig**
   Durch Punkt 2 wissen Sie jetzt, wie viel Fett Sie im „normalen" Alltag aufnehmen. Auf dieser Grundlage erhöhen Sie anschließend Ihre Fettzufuhr auf ca. 1,2–1,5 g Fett pro kg Körpergewicht/Tag (bei 75 kg sind das 90–110 g). Die Kohlenhydrat- und Proteinzufuhr sollte an diesen Tagen etwas reduziert sein, da die Gesamtkalorien nicht reduziert oder erhöht werden sollen.

4. **Füllen Sie den Auswertungsbogen aus**
   Basierend auf Ihren Beobachtungen können Sie jetzt sehr genau erkennen, welche Auswirkungen eine fettreiche Kost für Sie hat.

5. **Auswertung**
   Sie haben mehr Kreuze in der roten Spalte? Dann sollten Sie sich auf jeden Fall fettarm ernähren (Rezeptübersicht dazu auf Seite 70). Aber auch im Grenzbereich rot/orange lohnt es sich, die fettarme Ernährung auszuprobieren.
   Auf der Seite 69 unten finden Sie noch Tipps zum Fettsparen.

Auf einen Blick!

Fettreich essen

Achten Sie auf hochwertige Fette und vermeiden Sie Transfette. Gut sind: Nüsse, Avocados, Olivenöl, Kokosöl, fette Fische wie Lachs, Käse. Probieren Sie doch folgende Rezepte.

Frühstück: Chia-Beeren-Schale (Seite 78) oder Mandel-Honig-Frühstücksriegel (Seite 79)
Mittag: Blumenkohl-Gemüsepfanne (Seite 119) oder Calçots mit Romesco-Sauce (Seite 120)
Snack: Muhammara (Seite 151) mit Mandelmehl-Crackern (Seite 150) oder Grünkohlchips (Seite 154)
Abend: Cremige Brokkolisuppe (Seite 94) oder Pilz Stroganoff (Seite 122)

Auf einen Blick!

Anzeichen für gute Fettverträglichkeit

- ✓ Sie sind nach einer fettbetonten Mahlzeit lange satt, ohne Müdigkeit.
- ✓ Sie haben keine Blähungen oder Völlegefühl, obwohl Sie fettreich gegessen haben.
- ✓ Sie bekommen keine fettige oder unreine Haut.
- ✓ Sie können mit einer fettreicheren Ernährung abnehmen.

Auswertung fettreiche Ernährung

	gut	mittel	schlecht
Energie	☐	☐	☐
wach	☐	☐	☐
satt	☐	☐	☐
Leistungsfähigkeit	☐	☐	☐
Fleischprodukteverträglichkeit	☐	☐	☐
Gewicht	☐	☐	☐
Verdauung	☐	☐	☐

	nein	mittel	ja
Heißhunger	☐	☐	☐
Zittern	☐	☐	☐
Gewichtsschwankungen	☐	☐	☐
Gewichtszunahme	☐	☐	☐
Stimmungsschwankungen	☐	☐	☐
Blähungen	☐	☐	☐
Wassereinlagerungen	☐	☐	☐
Hautbild	☐	☐	☐
Schlafqualität	☐	☐	☐

Sie sind ein fettsensitiver Typ, ...

... wenn Sie sich nach fettreichen Mahlzeiten träge fühlen oder Ihnen übel ist.
... wenn Sie häufig Blähungen, Aufstoßen oder fettigen Stuhl haben.
... wenn Sie bei gleicher Kalorienmenge zunehmen, wenn sie fettreicher essen.
... wenn Sie Hautunreinheiten bekommen.
... wenn Ihre Cholesterinwerte durch fettreiche Ernährung ansteigen.

Für Sie eignet sich dann eine fettarme, ballaststoffreiche Ernährung. Fettreiche Speisen wie frittierte Lebensmittel, fettes Fleisch oder Wurstwaren sollten weitgehend vermieden werden. Vollkornprodukte wie Vollkornbrot und -nudeln sind ballaststoffreich und unterstützen die Verdauung, was die Fettaufnahme erleichtert. Zudem ist es ratsam, kleinere und regelmäßige Mahlzeiten zu sich zu nehmen, anstatt große Mengen an Fett auf einmal zu essen, um die Verträglichkeit zu verbessern. Achten Sie darauf, dass die Mahlzeiten ausgewogen sind und Ihnen genügend Energie aus Kohlenhydraten bieten, während die Fettaufnahme kontrolliert bleibt. Testen Sie, wie Ihr Körper mit verschiedenen Fetten umgeht und passen Sie die Mengen entsprechend an. Oftmals spielt auch die tägliche Gesamtaufnahme eine wichtige Rolle. Probieren Sie verschiedene Ernährungsweisen aus, um herauszufinden, was am besten für Sie funktioniert.

Auf einen Blick!

Wählen Sie bevorzugt Rezepte mit 1 bis 2 Fett-Punkten. Testen Sie vorsichtig, ob Sie auch 2-Punkte-Gerichte gut vertragen. Oft zählt nicht nur die einzelne Mahlzeit, sondern die tägliche Fettmenge insgesamt. Probieren Sie aus, was Ihnen persönlich am besten bekommt.

Fakten!

Wichtig!

Die Fettverträglichkeit beeinflusst nicht nur das Gewicht, sondern auch die Blutfettwerte. Etwa 20 Prozent der Menschen reagieren auf fettreiche Nahrung mit einem deutlichen Anstieg der Blutfette. Personen mit einem erhöhten Herzinfarktrisiko sollten daher auf eine fettarme Ernährung achten.

Nutrigenomik, genetische Tests und ihr Einsatz in der Gewichtsreduktion

Genetische Tests und die spezifische Nutrigenomik einer Person können beim Management der Gewichtsreduktion sehr hilfreich sein. Wichtig zu wissen ist hier, dass diese genetischen Tests mit Wahrscheinlichkeiten arbeiten, Sie dürfen diese Testung also nicht mit einem diagnostischen Test verwechseln, der ein konkretes Ergebnis anzeigt, sondern müssen immer in Zusammenschau aller Befunde interpretiert werden.

Die Wahrscheinlichkeiten werden in der Form von sog. Perzentilen angegeben. Dazu ein Bild: 100 Patienten werden in einer Reihe aufgestellt. Der erste Patient (1. Perzentile) hat das niedrigste Risiko eine bestimmte Krankheit zu bekommen und der letzte Patient (100. Perzentile) hat das höchste Risiko dafür. Das heißt aber nicht, dass Patient Nummer 1 (1. Perzentile) die Krankheit nie bekommen kann. Andererseits bedeutet das auch, dass Patient 100 (100. Perzentile) mit dem höchsten Risiko trotzdem nicht unbedingt die Krankheit bekommen muss.

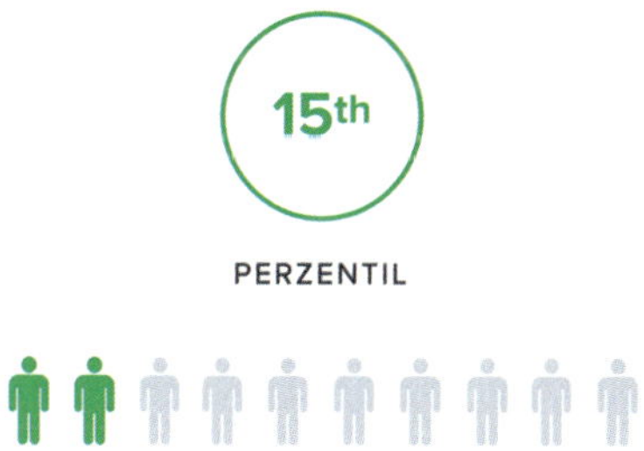

Ihr Risiko ist **größer als 15% der Bevölkerung**
und **niedriger als 85 % der Bevölkerung.**

Wenn mir die genetischen Befunde vorliegen, gehe ich in fünf Schritten vor.

Schritt 1: Wahrscheinlichkeit für Übergewicht

Bei Menschen mit Übergewicht oder Adipositas schaue ich mir als Erstes an, wie hoch die genetische Wahrscheinlichkeit dafür ist. Ist sie hoch, bedeutet es, dass eine Veranlagung zu Übergewicht oder Adipositas vorhanden ist. Noch mal deutlich: es handelt sich hierbei um eine Neigung und nicht um eine unveränderbare Tatsache oder Krankheit. Aber es bedeutet auch, dass es eine medizinische Erklärung für das Übergewicht gibt.

Es gibt zahlreiche Studien die belegen, dass übergewichtigen Menschen eine negative Charakterbewertung (faul, schlampig, selbstgenießerisch, disziplinlos, unbeholfen) zugeschrieben wird und dies mit einer Stigmatisierung einhergeht. Mit dem Befund dieses Stigma loszuwerden ist für viele meiner Patienten fast eine Erleichterung, da endlich eine Ursache für das Übergewicht gefunden wurde. Die Vorurteile bestehen nicht nur in Schule und Beruf, sondern leider auch in der medizinischen Versorgung.[61]

Auf der anderen Seite bedeutet eine genetische Veranlagung zu Übergewicht auch, dass der Gewichtsverlust eine kontinuierlicher und lebenslanger Prozess sein wird, dessen müssen Sie sich bewusst sein. Es gibt keine Abkürzungen oder Tricks mit denen man innerhalb kurzer Zeit normalgewichtig wird und dieses Gewicht auch mühelos hält. Es ist wichtig hier Klarheit zu schaffen, damit keine falschen Hoffnungen geweckt werden und es zu keinen Enttäuschungen kommt.

Schritt 2: Stoffwechselrate

Als zweites schaue ich mir die Stoffwechselrate an. Die Stoffwechselrate hängt von vielen unterschiedlichen Faktoren ab: Körpergröße, Muskelmasse, Alter, Aktivität, Schlaf und Genetik. Hat man eine erniedrigte Stoffwechselrate, so braucht der Körper in Ruhe weniger Kalorien, sprich der Grundumsatz ist geringer. Das merkt man vor allem daran, dass keine Gewichtsreduktion erzielt wird, obwohl die empfohlenen Tageskalorien nicht überschritten werden. Falls die Genetik darauf hindeutet, dass eine niedrige Stoffwechselrate vorliegt, reduziere ich die Kalorien des Grundumsatzes um 10 %.

Schritt 3: Verträglichkeit der Makronährstoffe

Jetzt schaue ich mir die Verträglichkeit der Makronährstoffe (Kohlenhydrat, Fett, Eiweiß) an. Dies ist wahrscheinlich der wichtigste Teil der nutrigenomischen Analysen. Wie oben bereits beschrieben verwerten wir die Makronährstoffe sehr unterschiedlich, weshalb es keine einheitliche Diät bzw. Makronährstoffempfehlungen für alle Menschen geben kann (s. a. ab Seite 39 „Personalisiert essen ohne Gentest")

Die genetischen Verträglichkeiten werden oft dreistufig (gut, mittel, schecht) angegeben:

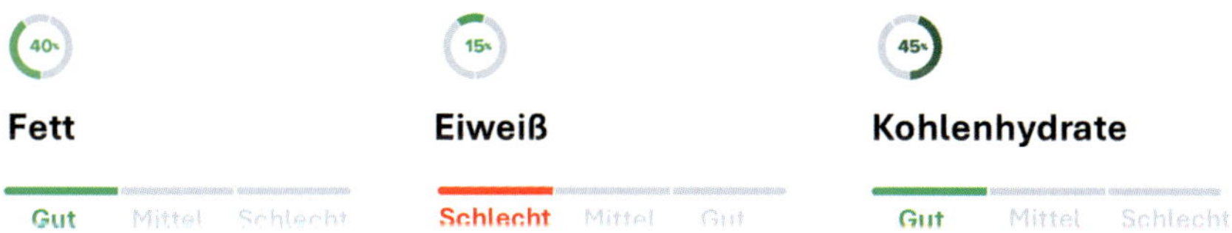

Das Beispiel hier ist von einer meiner Patientinnen, die nicht auf eine typische eiweißreiche Diät angesprochen hat. Man sieht, dass sie Eiweiß tatsächlich „schlecht" verträgt, dafür aber Kohlenhydrate und Fett sehr gut verarbeitet. Die vorgeschlagene Verteilung der Makronährstoffe: 45 % Kohlenhydrate, 40 % Fett und 15 % Eiweiß entspricht definitiv nicht einer typischen Diät zur Gewichtsreduktion (sie hatte zuvor 35 % Kohlenhydrate, 15 % Fett und 50 % Eiweiß). Das war für die Patientin eine ziemlich große Umstellung, da sie bisher immer wieder, auch von mir, gehört hat, dass sie die Kohlenhydrate reduzieren und den Eiweißgehalt erhöhen soll. Wie sich herausstellte, war das für diese Patienten die falsche Strategie, weshalb wir auf eine mediterrane Ernährung umgestellt haben. Anfangs kam es zwar kurzfristig zu einer Gewichtszunahme, was mit der erhöhten Kohlenhydratzufuhr zu tun hatte. Nach ca. 1 Woche kam es wieder zu einer stetigen Gewichtsreduktion. Die Patientin berichtete mir, dass diese Diät für sie viel leichter einzuhalten war und sie weniger unter Hungergefühlen litt und auch ihre Stimmung und Gemütslage waren deutlich besser. Mittlerweile sind 3 Jahre vergangen und die Patientin hat ihr Wunschgewicht erreicht – und gehalten! Tatsächlich war sie meine erste Patientin, bei der mir 2022 ein Licht aufgegangen ist und mir so richtig klar wurde, dass es keine einheitlichen Ernährungsempfehlungen geben kann.

Menschen mit einer schlechten Verträglichkeit von Kohlenhydraten müssen tatsächlich ihren Kohlenhydratanteil auf unter 40 % bringen.

Bei Menschen mit einer schlechten Verträglichkeit von Fett sollten die tierischen Fette drastisch reduziert werden und der gesamte Fettanteil sollte unter 25 % liegen.

Tatsächlich gibt es auch Menschen, die alle Makronährstoffe gut vertragen. Diese Menschen haben aber eher selten Probleme mit Übergewicht und Adipositas.

Schritt 4: Empfehlungen Mikronährstoffe

Neben den Makronährstoffen werden meist auch die Empfehlungen für Mikronährstoffe (Vitamine und Mineralstoffe) angegeben, die ebenfalls nur Wahrscheinlichkeiten für einen Mangel angeben. Blutkontrollen können dies bestätigen – und dann kann gezielt behandelt werden. Vorsichtig sollte man allerdings bei manchen Mikronährstoffen wie zum Beispiel Calcium, Magnesium, Vitamin B_{12} sein. Ein klassischer Serumtest kann normale Werte anzeigen, obwohl ein tatsächlicher Mangel vorliegt. Falls ein genetischer Test also eine Neigung zu einem bestimmten Mangel zeigt, frage ich gezielt nach Symptomen und führe gegebenenfalls Spezialuntersuchungen durch.

Schritt 5: Stoffwechselerkrankungen

In vielen Fällen liefert der genetische Test auch Wahrscheinlichkeiten für andere Stoffwechselerkrankungen, wie zum Beispiel die Insulinresistenz, das metabolische Syndrom, oder Diabetes mellitus Typ 2. Falls eine erhöhte Wahrscheinlichkeit für eine bestimmte Erkrankung vorliegt, führe ich weitere diagnostische Tests durch, ob diese Erkrankungen tatsächlich vorliegen. Falls ja, wird eine entsprechende Behandlung eingeleitet, falls nein, gebe ich Handlungsempfehlungen, damit diese Erkrankungen gar nicht erst auftreten. Viele dieser Erkrankungen kann man durch einen guten Lebensstil verhindern.

Jetzt wird es praktisch

Bevor wir in meiner Ordination mit dem Abnehmprogramm starten, analysieren wir die Körperzusammensetzung mittels Bioimpedanzmessung. Dabei erfassen wir:

- → Ausmaß des Übergewichts
- → Verhältnis von Fett- zu Muskelmasse
- → Ihren voraussichtlichen Grundumsatz

Diese Werte bilden die Basis für eine gesunde, individuell berechnete Diät. Ergänzend liefert die genetische Analyse wertvolle Einblicke in Ihren Stoffwechsel und Ihre Nährstoffverwertung. Mit diesen Informationen haben wir die Eckdaten zur Berechnung einer Diät zur gesunden Gewichtsreduktion.

Gesunde Gewichtsreduktion

Für die meisten Patienten empfehlen wir ein tägliches Energiedefizit von 300 bis 500 kcal. Damit lässt sich wöchentlich etwa 0,5 bis 1 Kilogramm Körperfett abbauen – ein gesundes Tempo, das langfristig durchhaltbar ist.
Ein zu hohes Defizit führt oft zur Reduktion der Muskelmasse und des Grundumsatzes – die Hauptursachen für den gefürchteten Jo-Jo-Effekt.

Da Gewichtsreduktion ein lebenslanger Prozess ist, lohnt sich eine realistische Einschätzung der Dauer bis zum Wunschgewicht. Viele meiner Patientinnen und Patienten sind anfangs enttäuscht, weil sie mit schnelleren Ergebnissen rechnen. Doch ein realistischer Ausblick hilft, spätere Frustration zu vermeiden.

Unsere Empfehlungen zum Kaloriendefizit

Defizit (kcal/Tag)	Erwarteter Gewichtsverlust	Empfehlung
200–300 kcal	ca. 250 g / Woche	sehr moderat, ideal für langfristige Diäten
400–500 kcal	ca. 500 g / Woche	optimal für die meisten Menschen
600–800 kcal	ca. 0,75–1 kg / Woche	okay für Übergewichtige mit viel Puffer
>1000 kcal	oft zu aggressiv → Muskelverlust, Jo-Jo-Risiko, Hormonstress	

Eiweißbedarf beim Fettabbau

Nach der Ermittlung Ihres Tagesenergiebedarfs berechnen wir den täglichen Eiweißbedarf. Dieser basiert auf Ihrer fettfreien Masse, nicht dem Gesamtkörpergewicht. Denn der Proteinbedarf hängt direkt vom Anteil der Muskulatur ab. Gerade in der Phase des Fettabbaus ist der Bedarf besonders hoch – vergleichbar mit dem von Bodybuildern im Muskelaufbau. Nur so lässt sich der Erhalt der Muskulatur sichern und der Grundumsatz stabil halten.

Ziel	g Eiweiß pro kg fettfreier Masse
Erhaltung, Alltag	1,8 – 2,0 g
Muskelaufbau	1,8 – 2,4 g
Diät / Fettabbauphase	2,3 – 3,1 g
Ältere Menschen	1,8 – 2,2 g

Fettleber erkennen

Als Nächstes prüfen wir, ob eine Fettleber vorliegt. Idealerweise erfolgt dies mittels einer speziellen Ultraschallmessung, dem Fibroscan. Falls diese nicht verfügbar ist, nutzen wir den Fatty Liver Index (FLI), basierend auf BMI (Body Mass Index), Taillenumfang, Triglyceriden und GGT (Gamma-Glutamyl-Transferase-Wert, wichtiges Enzym):

→ FLI < 30: Fettleber unwahrscheinlich

→ FLI > 60: Fettleber sehr wahrscheinlich

Wenn Sie „fatty liver index“ googlen, finden Sie zahlreiche Anbieter, bei denen Sie einfach Ihr Risiko berechnen können.

Liegt eine Fettleber vor, empfehlen wir ein zweiwöchiges Leberfasten nach Dr. Worm, um die Gewichtsreduktion zu erleichtern.

Anschließend entscheiden wir gemeinsam, ob die Gewichtsreduktion mit normaler Ernährung oder zunächst mit einer Mahlzeitenersatz-Therapie erfolgen soll. Letztere ist zu Beginn oft effektiver, da Nährwerte exakt berechnet und eingehalten werden können. Eine normale Ernährung ist natürlicher, erfordert aber mehr Eigenverantwortung. Langfristig stellen wir ohnehin auf eine ausgewogene Alltagskost um, der Mahlzeitenersatz dient nur als Einstieg.

Einbezug Ihrer genetischen Befunde

Wir nutzen diese gezielt zur Feinabstimmung

→ Liegt eine genetische Veranlagung für Übergewicht vor?
→ Wie hoch ist Ihre genetisch bedingte Stoffwechselrate?
→ Welche Makronährstoffe – Kohlenhydrate, Eiweiß, Fett – verträgt Ihr Körper am besten?

Basierend auf diesen Erkenntnissen empfehlen wir Mahlzeiten, die zu Ihrem genetischen Profil passen.

Ausblick

Nutrigenomische Tests können in der täglichen Praxis extrem hilfreich sein. Ich bin davon überzeugt, dass sie in Zukunft in der Ernährungsberatung immer häufiger eingesetzt werden. Die Kosten dieser Tests sind in den vergangenen Jahren deutlich gesunken und die Aussagekraft steigt durch die verbesserten Algorithmen und die Verwendung von künstlicher Intelligenz deutlich an. Persönlich finde ich, dass schon bei Kindern begonnen werden sollte, auf die richtige individuelle Makronährstoffverteilung zu achten, um Probleme wie Übergewicht und Adipositas zu vermeiden. Aber davon sind wir noch meilenweit entfernt. Viele „Experten" finden das alles noch als Quatsch, Humbug und Geldmacherei. Mir fällt bei der Diskussion um die Sinnhaftigkeit von genetischen Tests immer das Zitat von Arthur Schopenhauer ein der sagte: „Das Schicksal mischt die Karten und wir spielen". Gut spielen können wir aber nur, wenn wir unsere Karten auch sehen und genau hierbei helfen uns die genetischen Tests.

Ernährungstagebuch

Tageszeit	Was?	Makronährstoffmenge (KH, EW, F)-Menge	30-60 Min nach Mahlzeit			
			Energie	Müdigkeit	Stimmung	Verträglichkeit

Diese Vorlage finden Sie auch unter https://www.styriabooks.at/shop/gesundheit-wohlfuehlen/genial-abnehmen/ oder direkt über den QR-Code.

	2–3 Stunden später				Am nächsten Tag				
Blähungen	Hunger	Heißhunger	Zittern	Konzentration	Wasser-einlagerungen	Gewichts-schwankung	Hautbild	Schlafqualität	Stuhlgang

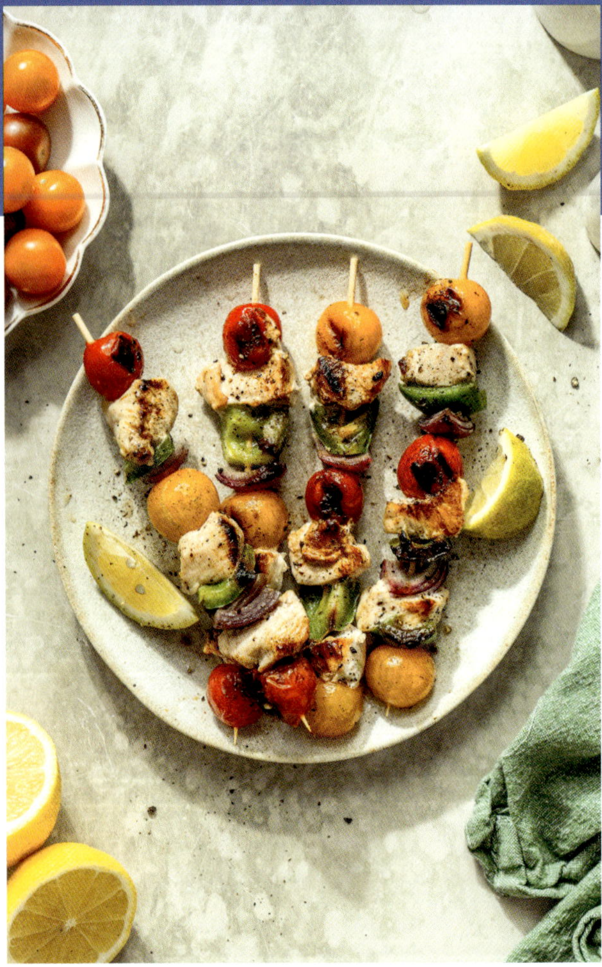

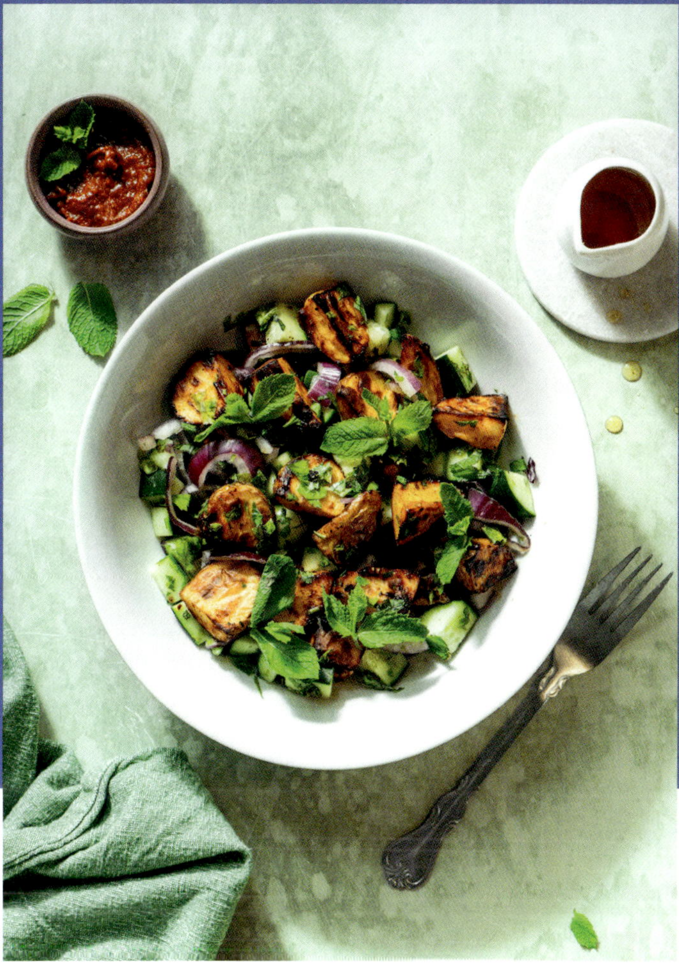

Rezepte

Beachten Sie:
Optionale Serviervorschläge sind nicht in die Nährwertberechnungen eingeflossen. Treffen Sie entsprechend Ihrer persönlichen Verträglichkeit eine Auswahl. Nährwerte in Rezepten mit Pflanzenmilch sind lediglich Näherungswerte, da die Nährwerte je nach Marke und Produkt erheblich variieren können. Achten Sie daher beim Kauf von Pflanzenmilch auf die entsprechenden Angaben auf der Verpackung.
Wer Fett schlecht verträgt, kann zusätzlich beim Anbraten auf Öl verzichten. Fleisch und Gemüse können im Airfryer oder durch die sogenannte Wassermethode zubereitet werden. Dafür wird eine beschichtete Pfanne erhitzt, eine geringe Menge sprudelndes Mineralwasser hinzugefügt und das Gargut bei mittlerer bis hoher Hitze gebraten, bis das Wasser weitgehend verdampft ist.

Rezeptübersicht

Alle Rezepte auf einen Blick

Nachdem Sie herausgefunden haben, welche Makronährstoffe Sie gut vertragen, können Sie die Auswahl der Rezepte an Ihre individuellen Bedürfnisse anpassen. Orientieren Sie sich an der Anzahl der Punkte, die den jeweiligen Makronährstoffgehalt widerspiegeln:

Kohlenhydrate (KH):
→ 1 Punkt: 0–25 g
→ 2 Punkt: 25–35 g
→ 3 Punkt: >35 g

Eiweiße (EW):
→ 1 Punkt: 0–10 g
→ 2 Punkt: 10–20 g
→ 3 Punkt: >20 g

Fette (F):
→ 1 Punkt: 0–10 g
→ 2 Punkt: 10–20 g
→ 3 Punkt: >20 g

Falls ein Makronährstoff schlecht vertragen wird, empfehlen sich Rezepte mit einem Punkt in dem betreffenden Bereich. Eine schrittweise Erhöhung auf Rezepte mit zwei Punkte kann sinnvoll sein, wobei zu Beginn eine einmalige Tagesportion bevorzugt werden sollte.

Frühstück

	KH	EW	F	Seite
Blaubeer-Bananen-Smoothie	●●	●	●	75
Blaubeer-Muffins	●	●●	●●●	79
Chia-Beeren-Schale	●	●	●●●	78
Hafer-Kokos-Porridge mit Beeren	●●●	●	●●●	78
Kichererbsen-Frühstücksschlüssel	●●●	●	●●	83
Kohlenhydratarmer Avocado-Toast mit Putenbrust	●	●●●	●●●	86
Kohlenhydratarmer Smoothie	●	●	●	75
Mandel-Honig-Frühstücksriegel	●	●●	●●●	81
Mandelmehlpfannkuchen mit Speck	●	●●●	●●●	72
Quinoa-Porridge mit Trockenfrüchten und Honig	●●●	●●	●●	76
Rührei mit Champignons und Spinat	●	●●	●●●	87
Shashuka	●●	●●●	●●●	84
Vegane Bananenpfannkuchen	●●●	●	●	74
Veggie-Omelette	●	●●●	●●●	82

Snacks

	KH	EW	F	Seite
Apfelschnitze mit Honig und Zimt	●●	●	●	155
Frischer Obstsalat mit Honig und Minze	●●	●	●	155
Grünkohl-Chips	●	●	●●	154
Guacamole mit Karottensticks	●●	●	●●	152
Haferkekse mit Rosinen	●●●	●	●●	157
Knusprige Tofuwürfel	●	●●●	●●●	154
Mandelmehl-Cracker	●	●●	●●●	150
Muhammara	●●●	●	●●●	151
Tsatsiki mit Gemüsesticks	●●	●	●●	152

Kleine Gerichte

	KH	EW	F	Seite
Avocado-Eiersalat	●	●●●	●●●	91
Buchweizen-Crêpes mit Erdbeermarmelade	●●●	●	●●	103
Caprese-Spieße	●	●●	●●	91
Cremige Brokkolisuppe	●	●	●●●	94
Gegrillte Putenröllchen	●	●●●	●	93
Gemüsesuppe	●●	●	●●	94
Griechischer Salat	●	●●	●●	97
Hähnchensalat mit Hüttenkäse	●	●●●	●	90
Harissa-Kartoffelsalat	●●●	●	●●	100
Herzhafte Buchweizen-Crêpes	●●●	●●●	●	102
Koriander-Garnelen	●	●●	●	97
Räucherlachs auf Gurkenscheiben	●	●●●	●●	88
Spargel im Speckmantel	●	●●	●●●	96
Toast mit Feigen und Ricotta	●●●	●●	●	105
Vietnamesische Sommerrollen	●●	●	●	98

Große Gerichte

	KH	EW	F	Seite
Auberginen-Lasagne	●	●●●	●●●	134
Blumenkohl-Gemüsepfanne	●	●	●●●	119
Caesar-Salat	●	●●●	●●●	118
Calçots mit Romesco-Sauce	●	●	●●●	120
Ceviche	●	●●●	●●	125
Chili sin Carne	●●●	●●	●	106
Couscous mit Hähnchen und Ofengemüse	●●●	●●●	●	113
Gebratener Thunfisch mit Wasabi-Mayonnaise	●	●●●	●●●	128
Gebratenes Gemüse mit Quinoa und Hummus	●●●	●	●●●	144
Gefüllte Paprikaschoten mit Joghurt und Hähnchen	●	●●●	●●	130
Gegrillte Hähnchen-Gemüse-Spieße	●	●●●	●●	114
Gemüsepfanne mit Reisnudeln	●●●	●	●●●	107
Glasnudeln mit Walnusspesto	●●●	●	●●●	135
Hähnchen-Mango-Salat	●●	●●●	●●	143
Hähnchen Tagine	●●	●●●	●●	116
Lasagne mit geröstetem Gemüse	●●●	●●	●	123
Pikanter Garnelen-Avocado-Salat	●	●●●	●●●	140
Pilz Stroganoff	●	●	●●●	122
Pizza Ortolana	●●●	●●	●	110
Polenta mit gebratenen Champignons und Spinat	●●●	●	●	112
Risotto mit Champignons und Spargel	●●●	●	●●●	133
Roastbeef-Salat-Wraps	●	●●●	●●	141
Salat mit Garnelen und Roter Bete	●	●●●	●●●	109
Schweinekotelett mit Wurzelgemüse	●	●●●	●●●	129
Spaghettikürbis mit Tomaten-Basilikum-Sauce	●●	●	●●	145
Süßkartoffel-Grünkohl-Salat	●●●	●	●●●	136
Thunfisch-Poke-Schüssel	●●●	●●●	●●●	148
Veggie-Burger	●●●	●	●●	126
Wolfsbarsch mit Oliven-Tomaten-Salsa	●	●	●●●	130
Zucca Ripiena	●●●	●●	●●●	146

Mandelmehl-pfannkuchen mit Speck

~ 430 kcal | Kohlenhydrate ● | Eiweiß ●●● | Fett ●●●

Für 1 Portion

2 dünne Scheiben Frühstücksspeck
25 g Mandelmehl
2 Eier (Größe L)
30 ml ungesüßte Mandelmilch
1 EL Ahornsirup, plus optional etwas mehr zum Servieren

→ Den Speck in einer beschichteten Pfanne bei mittlerer Hitze knusprig braten. Anschließend auf Küchenpapier abtropfen lassen.

→ In einer Schüssel das Mandelmehl, die Eier, die Mandelmilch und den Ahornsirup mit einem Schneebesen zu einem glatten Teig verrühren.

→ Dieselbe Pfanne, in der zuvor der Speck angebraten wurde, samt der Hälfte des darin verbliebenen Fetts erneut auf mittlerer Stufe erhitzen. Etwa die Hälfte des Teigs in die Pfanne geben und 2–3 Minuten backen, bis sich an der Oberfläche Bläschen bilden. Den Pfannkuchen wenden und weitere 1–2 Minuten goldbraun backen. Den Vorgang mit dem restlichen Teig für einen zweiten Pfannkuchen wiederholen.

→ Die Pfannkuchen gemeinsam mit dem knusprigen Speck servieren und optional mit etwas Ahornsirup verfeinern.

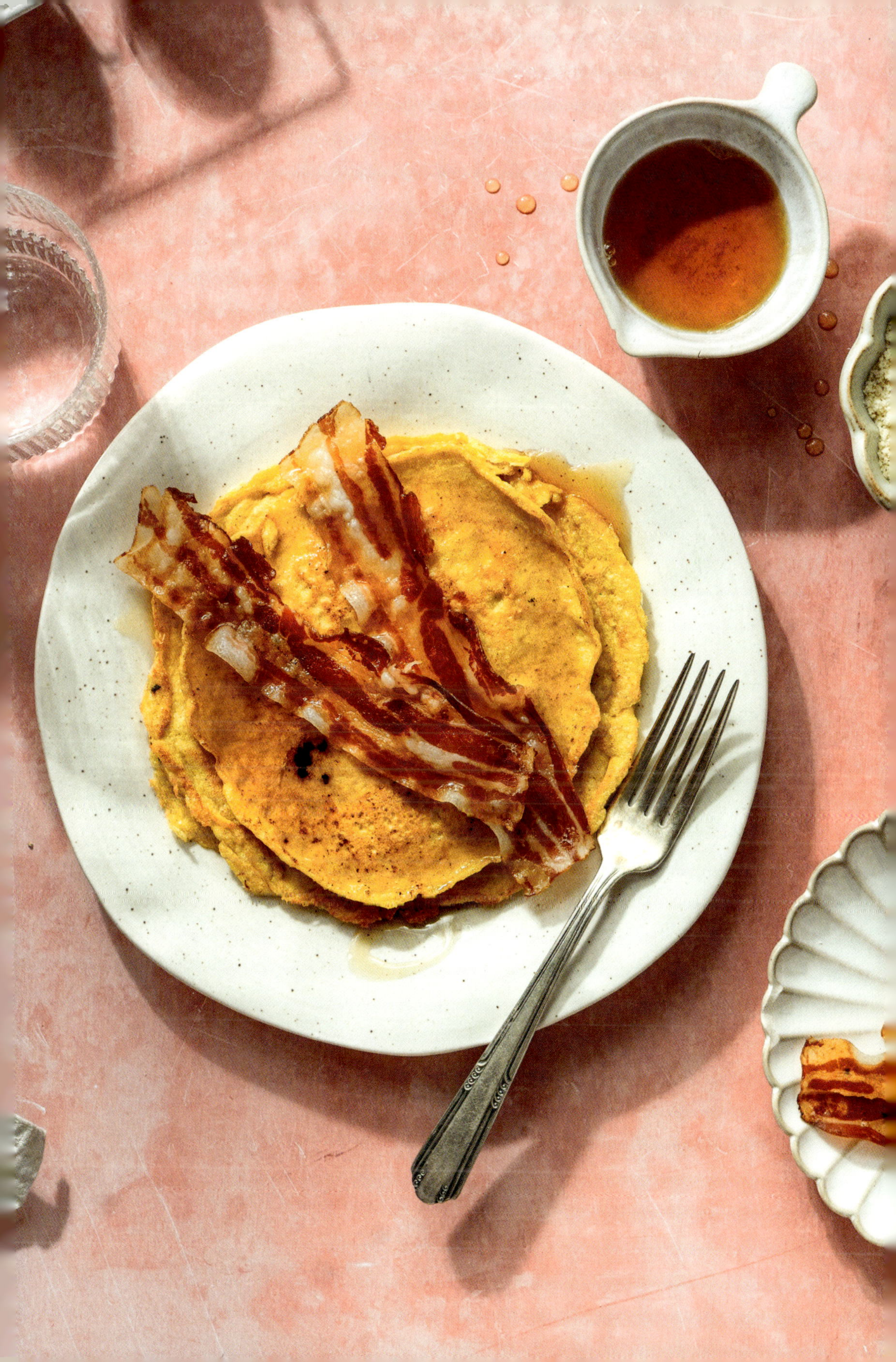

Vegane Bananen-pfannkuchen

~ 500 kcal | Kohlenhydrate ●●● | Eiweiß ● | Fett ●

Für 1 Portion

1 große, reife Banane
120 ml ungesüßte Mandelmilch
1 EL Ahornsirup
50 g Hafermehl
1 EL Olivenöl

→ Die Banane in einer Rührschüssel mit einer Gabel zerdrücken. Die Mandelmilch und den Ahornsirup einrühren. Das Hafermehl hinzufügen und alles zu einem glatten Teig verrühren.

→ Eine beschichtete Pfanne auf mittlerer Stufe erhitzen und mit etwas Olivenöl ausstreichen. Ein Viertel des Teigs in die Pfanne geben und backen, bis sich an der Oberfläche Bläschen bilden und die Ränder trocken erscheinen. Den Pfannkuchen wenden und weitere 1–2 Minuten backen, bis beide Seiten goldbraun sind. Mit dem restlichen Teig ebenso verfahren, um insgesamt vier Pfannkuchen zu backen.

→ Die Pfannkuchen warm servieren.

Blaubeer-Bananen-Smoothie

~ 230 kcal | Kohlenhydrate ●● | Eiweiß ● | Fett ●

Für 1 Portion

75 g Blaubeeren
1 große, reife Banane
240 ml ungesüßte Mandelmilch
1 EL Chiasamen

→ Alle Zutaten in einen Mixer geben und cremig pürieren. Bei Bedarf etwas mehr Mandelmilch hinzufügen, um die gewünschte Konsistenz zu erreichen.

→ In ein hohes Glas gießen und genießen!

Kohlenhydratarmer Smoothie

~ 120 kcal | Kohlenhydrate ● | Eiweiß ● | Fett ●

Für 1 Portion

150 g gefrorene Blaubeeren
60 g frischer Blattspinat
360 ml ungesüßte Mandelmilch

→ Alle Zutaten in einen Mixer geben und pürieren, bis eine glatte Masse entsteht.

→ Den Smoothie in ein hohes Glas gießen und sofort servieren.

TIPP

Um den Eiweißgehalt Ihres Smoothies gezielt zu erhöhen, wählen Sie Mandelmilch mit besonders hohem Proteingehalt - idealerweise angereicherte Sorten. Ein Blick auf die Nährwerttabelle lohnt sich, da der Eiweißgehalt je nach Produkt stark variiert.

Quinoa-Porridge mit Trockenfrüchten und Honig

~ 550 kcal | Kohlenhydrate ●●● | Eiweiß ●● | Fett ●●

Für 1 Portion

45 g Quinoa
2 EL Kürbiskerne
2 EL Kokosflocken
30 g getrocknete Cranberrys
30 g Rosinen
2 TL Honig oder Ahornsirup

→ Die Quinoa in einem Sieb gründlich abspülen und abtropfen lassen. In einem kleinen Topf 100 ml Wasser zum Kochen bringen. Die Quinoa hinzugeben, die Hitze reduzieren und 12–15 Minuten köcheln lassen, bis das Wasser größtenteils aufgesogen und die Quinoa weich ist.

→ In der Zwischenzeit in einer kleinen Pfanne die Kürbiskerne bei mittlerer Hitze 2–3 Minuten rösten, bis sie goldbraun werden und aromatisch duften. Aus der Pfanne nehmen und beiseitestellen. Ebenso die Kokosflocken bei mittlerer Hitze 1–2 Minuten rösten, bis sie goldbraun werden.

→ Sobald die Quinoa gekocht ist, die Cranberrys, Rosinen, Kürbiskerne und Kokosflocken hinzufügen und gut umrühren.

→ Honig darüberträufeln und heiß servieren.

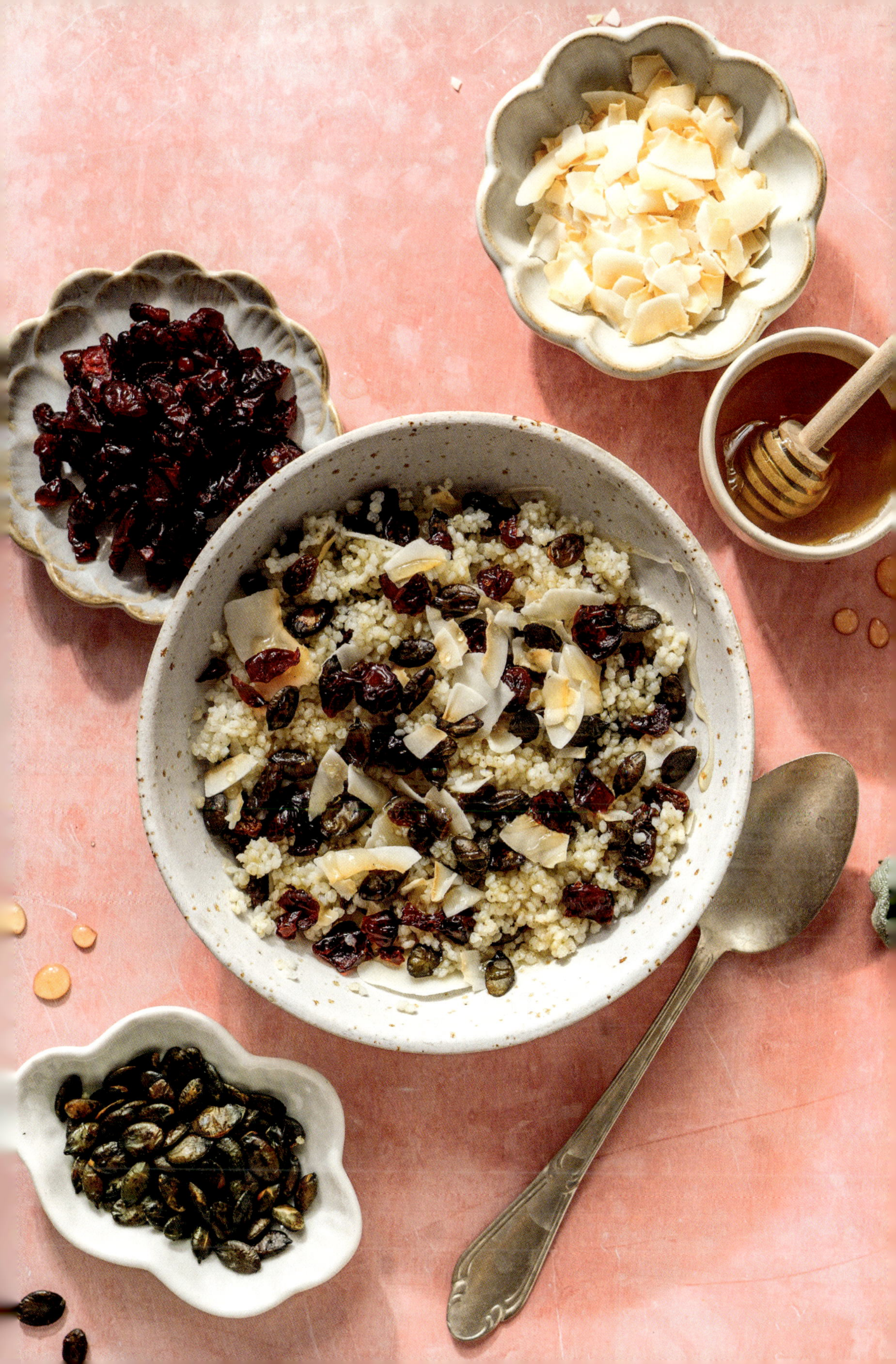

Hafer-Kokos-Porridge mit Beeren

~ 460 kcal | Kohlenhydrate ●●● | Eiweiß ● | Fett ●●●

Für 1 Portion

120 ml Kokosmilch
45 g Haferflocken
40 g Himbeeren
40 g Blaubeeren
1 EL Chiasamen

→ Die Kokosmilch in einem kleinen Topf erhitzen. Die Haferflocken zugeben, die Hitze reduzieren und unter gelegentlichem Rühren etwa 5–7 Minuten köcheln lassen, bis die Haferflocken die Flüssigkeit weitgehend aufgesogen haben.

→ Den Porridge in eine Schüssel geben und mit den Beeren und Chiasamen garnieren.

Chia-Beeren-Schale

~ 330 kcal | Kohlenhydrate ● | Eiweiß ● | Fett ●●●

Für 1 Portion

1 EL Chiasamen
120 ml Kokosmilch
40 g Blaubeeren
40 g Himbeeren
1 EL Kokosflocken

→ Chiasamen und Kokosmilch in einer Schüssel verrühren. Die Mischung unter gelegentlichem Rühren 10 Minuten stehen lassen, bis die Chiasamen den Großteil der Flüssigkeit aufgenommen haben und eine gelartige Konsistenz bilden.

→ Die Beeren über die Chiasamen-Mischung geben, mit Kokosflocken bestreuen und genießen!

Blaubeer-Muffins

~ 280 kcal | Kohlenhydrate ● | Eiweiß ●● | Fett ●●●

Für 6 Portionen

150 g Mandelmehl
1 TL Backpulver
Salz
4 EL Kokosöl
180 ml ungesüßte Mandelmilch
3 Eier (Größe M)
1 TL Vanilleextrakt
120 g Blaubeeren

→ Den Backofen auf 180 °C (Ober-/Unterhitze) vorheizen.

→ Mandelmehl, Backpulver und eine Prise Salz in einer Schüssel vermengen.

→ Das Kokosöl in einem kleinen Topf bei niedriger Hitze zerlassen. Das Kokosöl, die Mandelmilch, die Eier sowie das Vanilleextrakt zu den trockenen Zutaten geben und alles zu einer glatten Masse verrühren. Die Blaubeeren vorsichtig unter den Teig heben.

→ Den Teig auf ein Muffinblech mit sechs Papierbackförmchen verteilen und 25–30 Minuten backen, bis die Muffins goldbraun sind.

→ Die Muffins vor dem Verzehr vollständig abkühlen lassen.

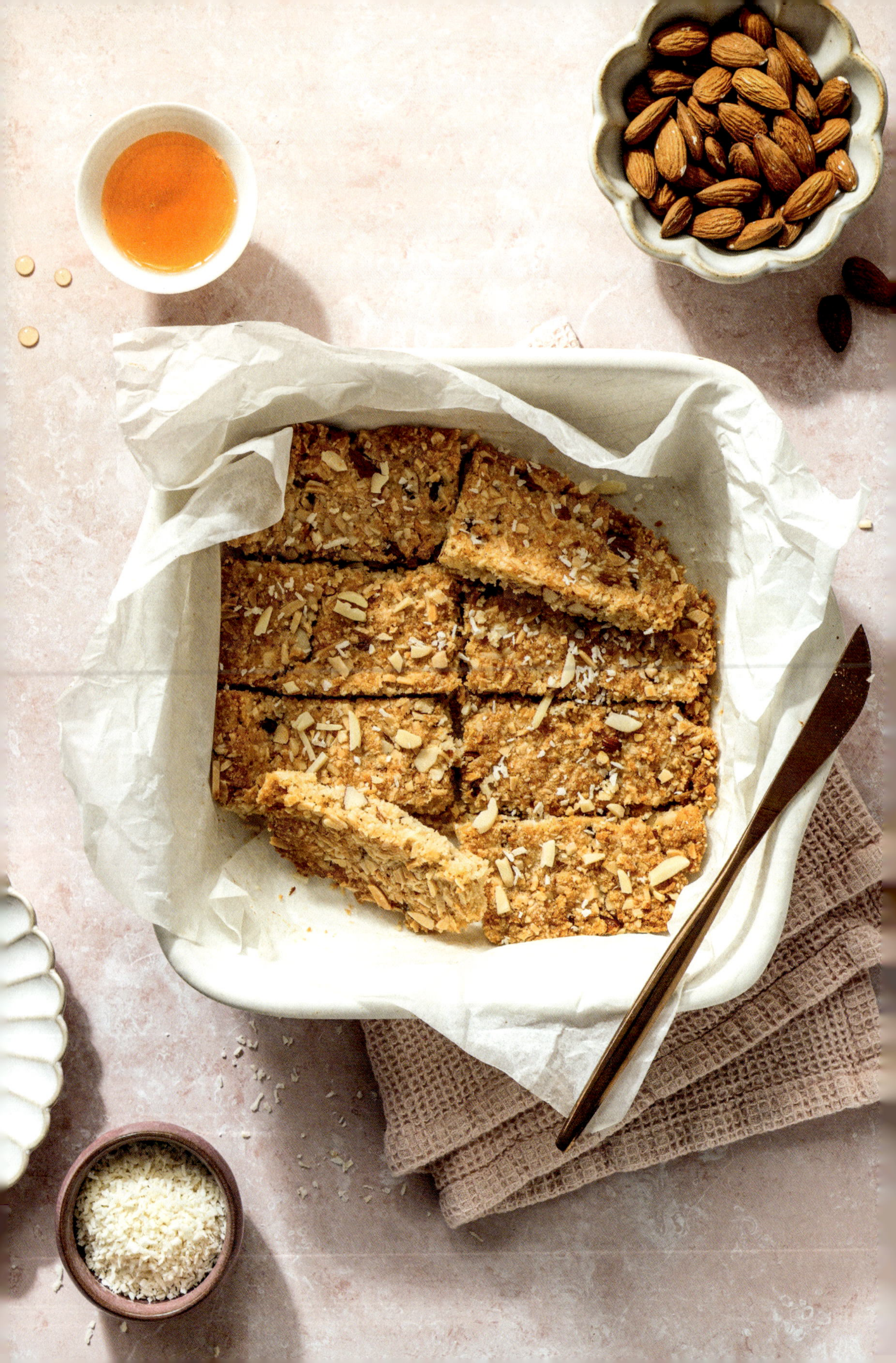

Mandel-Honig-Frühstücksriegel

~ 480 kcal | Kohlenhydrate ● | Eiweiß ●● | Fett ●●●

Für 1 Portion

25 g Mandelmehl
25 g gehackte Mandeln
2 EL Kokosraspel
1 EL Kokosöl
½ EL Honig oder Ahornsirup
½ TL Vanilleextrakt

→ Den Backofen auf 175 °C (Ober-/Unterhitze) vorheizen. Eine kleine Auflaufform mit Backpapier auslegen.

→ In einer Rührschüssel Mandelmehl, gehackte Mandeln und Kokosraspel sorgfältig vermengen.

→ Das Kokosöl in einem kleinen Topf bei niedriger Hitze zerlassen. Kurz etwas abkühlen lassen und Honig und Vanilleextrakt einrühren. Die flüssige Mischung zu den trockenen Zutaten geben und alles gründlich vermengen, bis eine homogene Masse entsteht.

→ Die Masse in die vorbereitete Form geben, gleichmäßig verteilen und mit einem Löffelrücken oder Spatel gut andrücken. Im vorgeheizten Ofen 10–12 Minuten backen, bis die Oberfläche goldbraun ist.

→ Sofort nach dem Backen in Riegel schneiden. Anschließend vollständig auskühlen lassen und genießen.

Veggie-Omelette

~ 360 kcal | Kohlenhydrate ● | Eiweiß ●●● | Fett ●●●

Für 1 Portion

1 kleine Zwiebel
½ mittelgroße rote Paprika
40 g Champignons
1 EL Olivenöl
2 Eier (Größe L)
Salz
Pfeffer

→ Die Zwiebel schälen und fein würfeln. Die rote Paprika ebenfalls würfeln. Die Champignons in Scheiben schneiden.

→ Das Olivenöl in einer beschichteten Pfanne auf mittlerer Stufe erhitzen. Zwiebel und Paprika in die Pfanne geben und 2–3 Minuten anbraten, bis sie weich werden. Die Champignonscheiben hinzufügen und weitere 2–3 Minuten braten, bis sie goldbraun werden.

→ Während das Gemüse brät, die Eier in einer Schüssel verquirlen. Die verquirlten Eier gleichmäßig über das Gemüse in der Pfanne gießen und 2–3 Minuten stocken lassen, bis der Boden fest ist. Das Omelett vorsichtig wenden und weitere 1–2 Minuten braten, bis die Eier komplett durchgegart sind.

→ Mit Salz und Pfeffer würzen und servieren.

Kichererbsen-Frühstücksschüssel

~ 330 kcal | Kohlenhydrate ●●● | Eiweiß ● | Fett ●●

Für 1 Portion

70 g Süßkartoffel
60 g Zucchini
¼ mittelgroße Zwiebel
1 EL Olivenöl
80 g gekochte Kichererbsen (aus dem Glas)
Salz
Pfeffer

→ Die Süßkartoffel schälen und würfeln, die Zucchini in Scheiben schneiden und die Zwiebel schälen und fein hacken.

→ Das Olivenöl in einer Pfanne auf mittlerer bis hoher Stufe erhitzen. Das Gemüse in der Pfanne anbraten, bis es weich wird. Die Kichererbsen hinzufügen und kurz mitbraten.

→ Mit Salz und Pfeffer würzen und in einer Schüssel anrichten.

Shakshuka

~ 760 kcal | Kohlenhydrate ●● | Eiweiß ●●● | Fett ●●●

Für 1 Portion

1 mittelgroße Zwiebel
2 Knoblauchzehen
1 mittelgroße rote Paprika
1 mittelgroße Tomate
¼ Bund glatte Petersilie
2 EL Olivenöl
1 TL Paprikapulver
½ TL gemahlener Kreuzkümmel
Salz
Pfeffer
80 g Feta
2 Eier (Größe M)

→ Die Zwiebel sowie den Knoblauch schälen und hacken. Die Paprika und die Tomate in Würfel schneiden. Die Petersilie fein hacken.

→ Das Olivenöl in einer beschichteten Pfanne auf mittlerer Stufe erhitzen. Die Zwiebel und den Knoblauch hinzugeben und etwa 3–4 Minuten anschwitzen, bis die Zwiebel glasig ist. Die Paprika- und Tomatenwürfel hinzufügen und alles mit Paprikapulver, Kreuzkümmel, Salz und Pfeffer würzen. Weitere 3–4 Minuten bei niedriger Hitze dünsten, bis das Gemüse weich wird. Den Feta hineinbröckeln und unterrühren.

→ Mit einem Löffel zwei Vertiefungen in der Mitte der Mischung machen und je ein Ei hineinschlagen. Die Pfanne abdecken und weitere 5–7 Minuten köcheln lassen, bis das Eiweiß gestockt ist.

→ Die Pfanne vom Herd nehmen und die Shakshuka mit der gehackten Petersilie bestreut servieren.

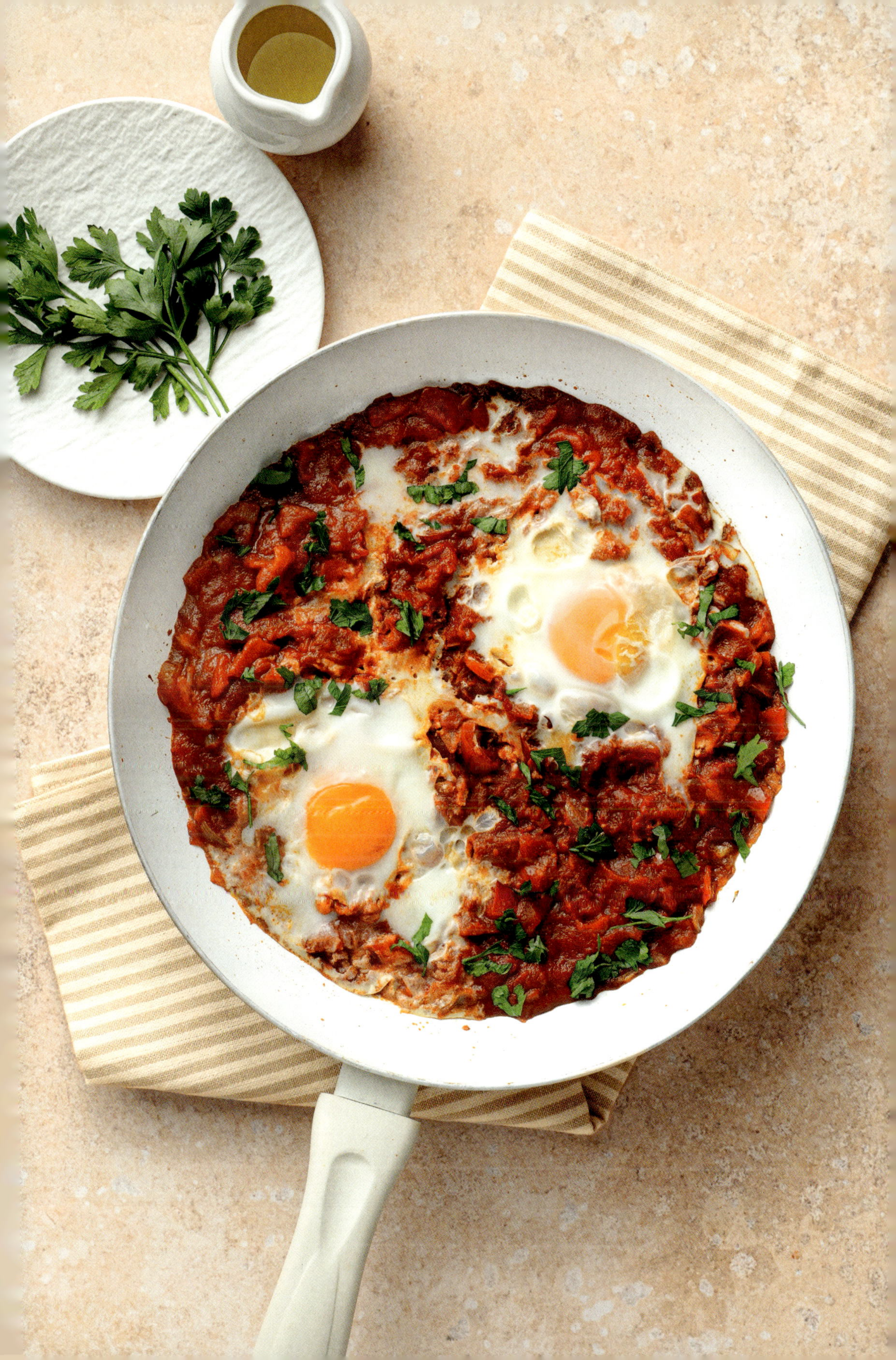

Kohlenhydratarmer Avocado-Toast mit Putenbrust

~ 390 kcal | Kohlenhydrate ● | Eiweiß ●●● | Fett ●●●

Für 1 Portion

60 g Putenbrustfilet
Salz
Pfeffer
70 g Eiweißbrot
½ Avocado

→ Die Putenbrust auf beiden Seiten mit Salz und Pfeffer würzen. In einer beschichteten Pfanne bei mittlerer Hitze etwa 3–5 Minuten pro Seite braten, bis die Putenbrust durchgegart ist. Anschließend kurz ruhen lassen und in dünne Scheiben schneiden.

→ Das Eiweißbrot im Toaster oder in einer Pfanne goldbraun rösten.

→ In der Zwischenzeit das Fruchtfleisch aus der Avocado lösen und in einer kleinen Schüssel mit einer Gabel zerdrücken. Nach Belieben mit Salz und Pfeffer abschmecken.

→ Das getoastete Brot gleichmäßig mit der Avocadocreme bestreichen. Die gegrillten Putenbrustscheiben darauf verteilen und sofort servieren.

Rührei mit Champignons und Spinat

~ 330 kcal | Kohlenhydrate ● | Eiweiß ●● | Fett ●●●

Für 1 Portion

70 Champignons
½ Bund Schnittlauch
1 EL Olivenöl
60 g frischer Blattspinat
2 Eier (Größe L)
Salz
Pfeffer

→ Die Champignons in Scheiben schneiden, den Schnittlauch fein hacken.

→ Das Olivenöl in einer beschichteten Pfanne auf mittlerer Stufe erhitzen. Die Champignonscheiben in die Pfanne geben und 2–3 Minuten anbraten, bis sie weich sind und leicht Farbe bekommen. Den Spinat hinzufügen und unter Rühren 1–2 Minuten mitbraten, bis er zusammenfällt.

→ Die Eier in einer Schüssel verquirlen und über das Gemüse in der Pfanne gießen. Unter ständigem Rühren garen, bis das Rührei die gewünschte Konsistenz erreicht hat.

→ Mit Salz und Pfeffer würzen und mit gehacktem Schnittlauch bestreut servieren.

Räucherlachs auf Gurkenscheiben

~ 290 kcal | Kohlenhydrate ● | Eiweiß ●●● | Fett ●●

Für 1 Portion

3–4 frische Dillzweige, plus etwas mehr zum Garnieren
40 g Frischkäse, Magerstufe
1 EL Zitronensaft
Salz
Pfeffer
1 mittelgroße Gurke
110 g Räucherlachs in Scheiben

→ Den Dill fein hacken und in einer kleinen Schüssel mit Frischkäse, Zitronensaft, Salz und Pfeffer zu einer glatten Masse verrühren.

→ Die Gurke in dünne Scheiben schneiden und auf einem Teller auslegen. Auf jede Gurkenscheibe einen kleinen Klecks der Frischkäsemischung geben und mit je einem mundgerechten Stück Räucherlachs belegen.

→ Optional mit zusätzlichem Dill garnieren und sofort servieren.

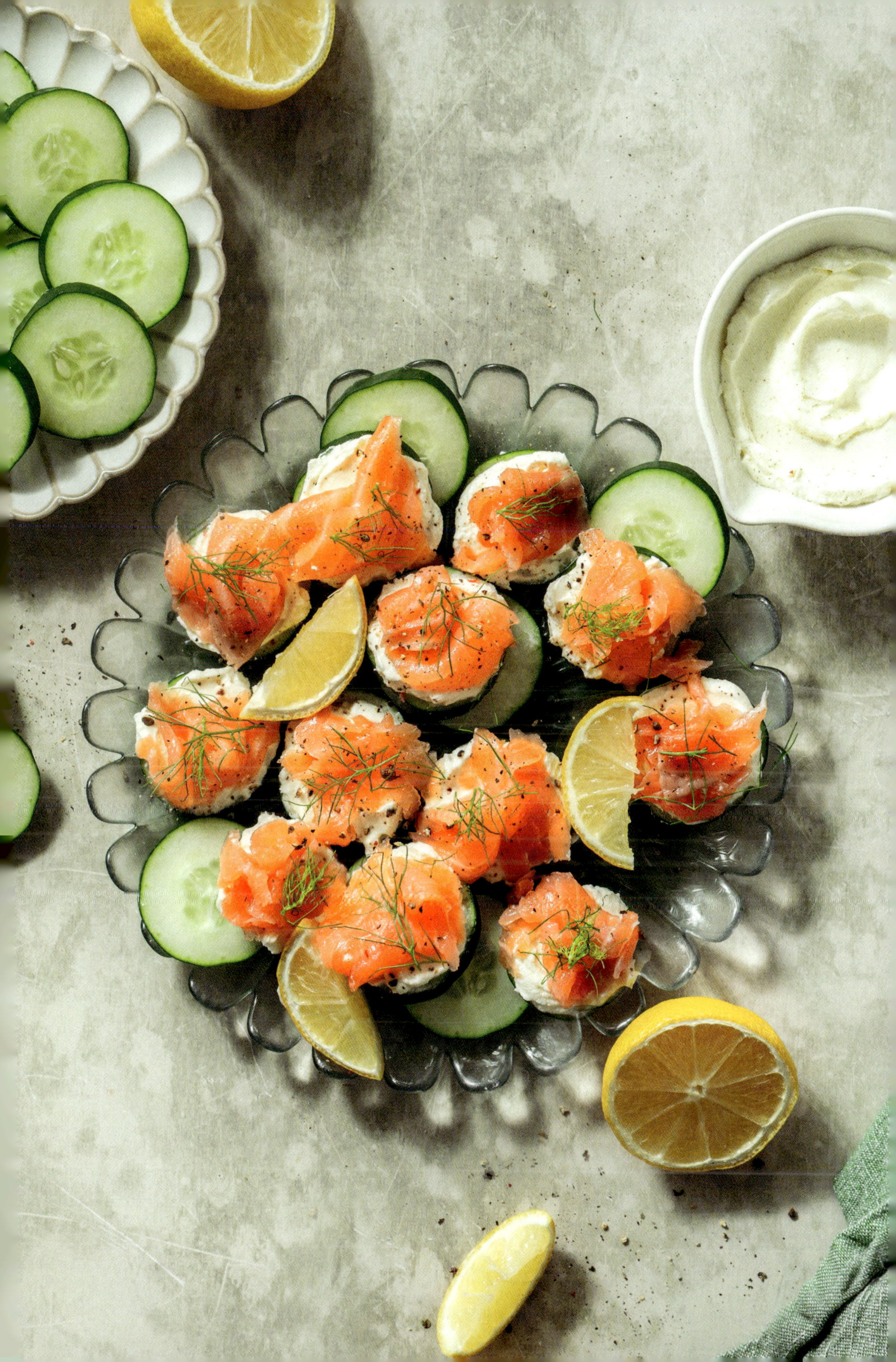

Hähnchensalat mit Hüttenkäse

~ 320 kcal | Kohlenhydrate ● | Eiweiß ●●● | Fett ●

Für 1 Portion

110 g Hähnchenbrustfilet
Salz
Pfeffer
1 mittelgroße Gurke
1 mittelgroße Tomate
60 g gemischter Blattsalat
1 TL Olivenöl
1 TL Balsamicoessig
110 g Hüttenkäse, Magerstufe

→ Die Hähnchenbrust auf beiden Seiten mit Salz und Pfeffer würzen und in einer beschichteten Pfanne bei mittlerer Hitze 3–5 Minuten pro Seite anbraten, bis sie durchgegart ist. Anschließend kurz abkühlen lassen und in Scheiben schneiden.

→ Die Gurke und die Tomate in dünne Scheiben schneiden und mit dem gemischten Blattsalat in einer großen Schüssel locker vermengen.

→ Für die Vinaigrette in einer kleinen Schüssel Olivenöl, Balsamicoessig, Salz und Pfeffer mit einer Gabel gut verquirlen.

→ Hähnchenscheiben auf dem Salat anrichten und den Hüttenkäse darüber verteilen. Mit der Vinaigrette beträufeln und frisch servieren.

Caprese-Spieße

~ 220 kcal | Kohlenhydrate ● | Eiweiß ●● | Fett ●●

Für 1 Portion

70 g Mozzarella, 45% Fett i. Tr.
6–8 Kirschtomaten
10 Basilikumblätter
Salz

→ Den Mozzarella in kleine Würfel schneiden. Abwechselnd Mozzarellawürfel, Kirschtomaten und Basilikumblätter auf Holzspieße stecken.

→ Nach Belieben salzen und genießen!

Avocado-Eiersalat

~ 500 kcal | Kohlenhydrate ● | Eiweiß ●●● | Fett ●●●

Für 1 Portion

2 Eier (Größe M)
½ Bund Koriander
½ Avocado
¼ TL Paprikapulver
Salz
Pfeffer
70 g Eiweißbrot

→ Die Eier etwa 10 Minuten in kochendem Wasser hart kochen, anschließend kalt abschrecken, schälen und fein hacken. Den Koriander ebenfalls fein hacken.

→ Das Fruchtfleisch aus der Avocado lösen und in einer Schüssel mit einer Gabel zerdrücken. Eier, Koriander und Paprikapulver dazugeben und alles gut vermengen. Mit Salz und Pfeffer abschmecken und die Mischung kurz kalt stellen.

→ Das Eiweißbrot toasten und den Avocado-Eiersalat darauf verteilen.

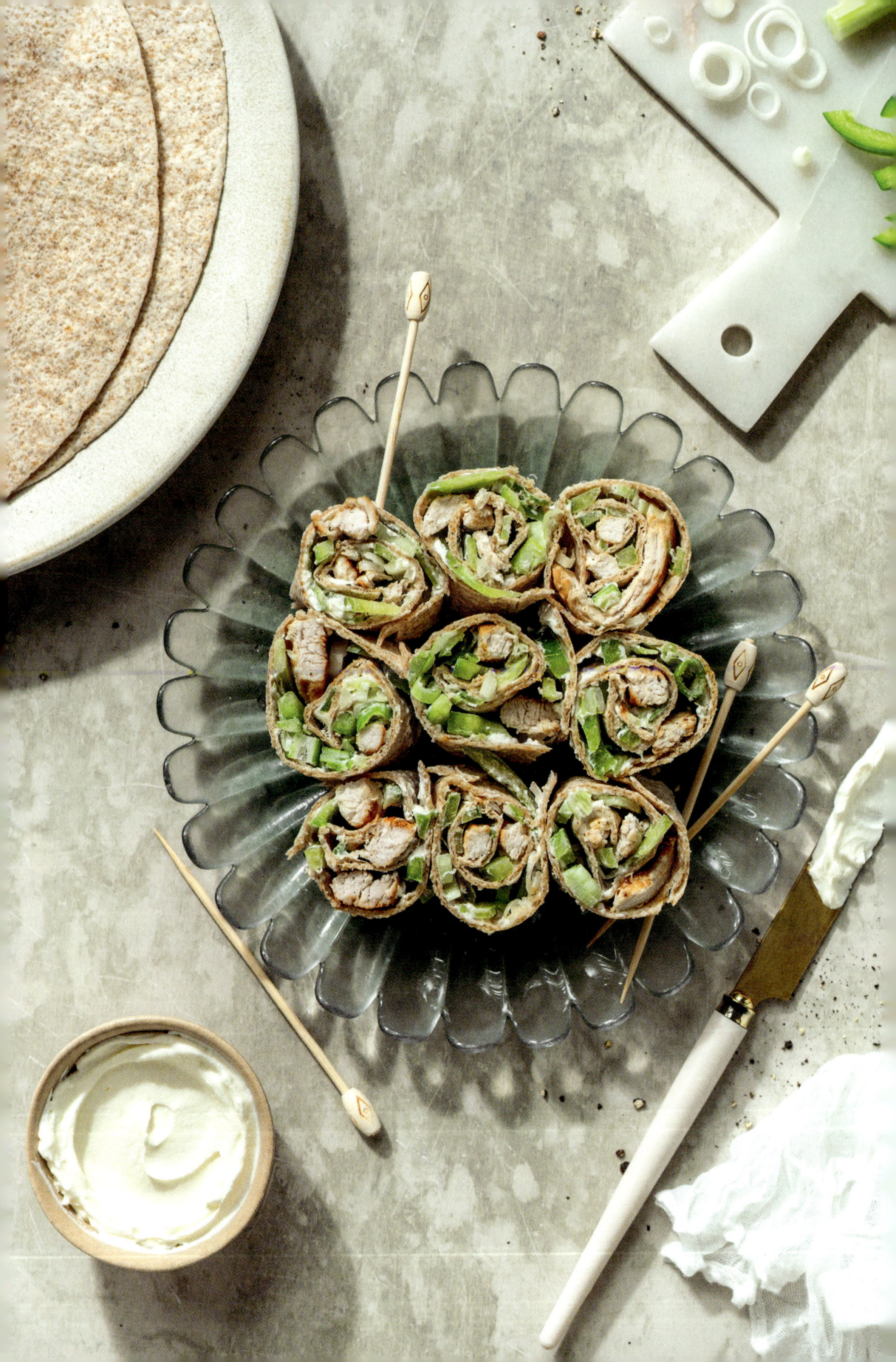

Gegrillte Putenröllchen

~ 210 kcal | Kohlenhydrate ● | Eiweiß ●●● | Fett ●

Für 1 Portion

60 g Putenbrustfilet
Salz
Pfeffer
¼ Frühlingszwiebel
¼ mittelgroße grüne Paprika
1 kleine Weizentortilla
30 g Frischkäse, Magerstufe

→ Die Putenbrust in dünne Scheiben schneiden und leicht salzen und pfeffern. In einer beschichteten Pfanne bei mittlerer Hitze 2–3 Minuten pro Seite braten, bis sie durchgegart sind. Anschließend beiseitestellen und etwas abkühlen lassen.

→ Die Frühlingszwiebel in feine Ringe schneiden. Die Paprika in dünne Streifen schneiden.

→ Die Tortilla mit dem Frischkäse bestreichen. Die gegrillten Putenstreifen darauflegen, dann die Frühlingszwiebelringe und Paprikastreifen gleichmäßig darauf verteilen.

→ Die Tortilla fest aufrollen, in mundgerechte Röllchen schneiden und servieren.

Gemüsesuppe

~ 390 kcal | Kohlenhydrate ●● | Eiweiß ● | Fett ●●

Für 2 Portionen

90 g Quinoa
½ mittelgroße Zwiebel
2 Knoblauchzehen
1 mittelgroße Karotte
1 Stange Sellerie
1 mittelgroße Tomate
15 Basilikumblätter
2 EL Olivenöl
120 g Kidneybohnen (aus dem Glas)
1 ½ EL getrockneter Oregano
60 g frischer Blattspinat
Salz, Pfeffer
2 EL Zitronensaft

→ Quinoa in einem Sieb abspülen, mit 180 ml Wasser aufkochen und 15–20 Minuten zugedeckt köcheln lassen.

→ Währenddessen Zwiebel und Knoblauch schälen und fein hacken, Karotte, Sellerie und Tomate würfeln und die Basilikumblätter in feine Streifen schneiden. Olivenöl in einem Topf erhitzen und Zwiebel, Knoblauch, Karotte und Sellerie 5–7 Minuten darin anbraten. Tomatenwürfel zugeben und 5 Minuten mitdünsten.

→ Dann Kidneybohnen, Basilikum und Oregano hinzufügen. Mit 750 ml Wasser aufgießen und 10–15 Minuten zugedeckt köcheln lassen. Quinoa und Spinat zugeben, 3–5 Minuten weiterköcheln und mit Salz, Pfeffer und Zitronensaft abschmecken.

Cremige Brokkolisuppe

~ 300 kcal | Kohlenhydrate ● | Eiweiß ● | Fett ●●●

Für 1 Portion

1 kleine Zwiebel
1 Knoblauchzehe
90 g Brokkoliröschen
1 EL Kokosöl
120 ml Gemüsebrühe
60 ml Kokosmilch
Salz, Pfeffer

→ Die Zwiebel und den Knoblauch schälen und fein hacken. Die Brokkoliröschen ebenfalls fein hacken.

→ Das Kokosöl in einem großen Topf erhitzen. Die Zwiebel 2–3 Minuten anbraten, bis sie weich ist. Knoblauch und Brokkoli hinzufügen und 1 Minute anbraten.

→ Mit der Gemüsebrühe aufgießen, aufkochen und bei reduzierter Hitze 10–15 Minuten köcheln lassen, bis der Brokkoli weich ist. Mit einem Stabmixer cremig pürieren. Die Kokosmilch einrühren und mit Salz und Pfeffer abschmecken.

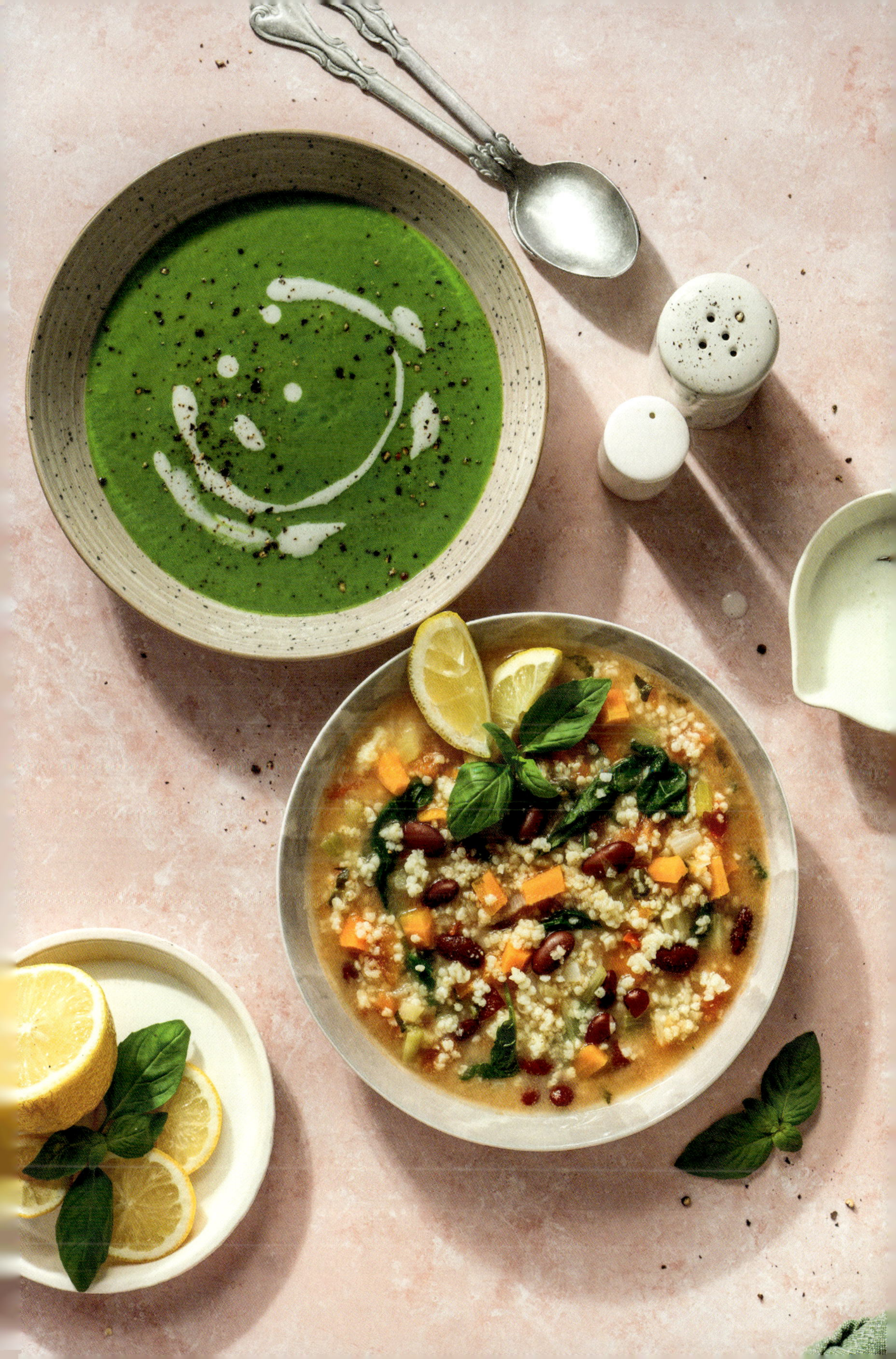

Spargel im Speckmantel

~ 300 kcal | Kohlenhydrate ● | Eiweiß ●● | Fett ●●●

Für 1 Portion

1 Knoblauchzehe
6–8 grüne Spargelstangen
1 EL Olivenöl
3–4 dünne Scheiben Speck

→ Den Backofen auf 200 °C (Ober-/Unterhitze) vorheizen.

→ Die Knoblauchzehe schälen und fein hacken. Die Spargelstangen in eine flache Schale legen, mit dem Olivenöl beträufeln und den gehackten Knoblauch hinzufügen. Alles gut durchmischen.

→ Die Speckscheiben längs halbieren. Jeweils eine halbe Scheibe Speck um eine Spargelstange wickeln, sodass sie möglichst gut bedeckt ist.

→ Die umwickelten Spargelstangen auf ein mit Backpapier ausgelegtes Blech legen und 15–20 Minuten backen, bis der Speck knusprig und der Spargel gar ist. Sofort heiß servieren.

Koriander-Garnelen

~ 260 kcal | Kohlenhydrate ● | Eiweiß ●● | Fett ●●

Für 1 Portion

2 Knoblauchzehen
½ Bund Koriander
Saft von 1 Limette
1 EL Olivenöl
Salz
70 g Garnelen, geschält und entdarmt

→ Für die Marinade den Knoblauch schälen und fein hacken. Den Koriander ebenfalls fein hacken.

→ In einer Schüssel Knoblauch, Koriander, Limettensaft, Olivenöl und etwas Salz verquirlen. Die Garnelen hinzufügen und alles gut vermengen, sodass die Garnelen gleichmäßig mit der Marinade bedeckt sind. Anschließend die Garnelen für mindestens 10 Minuten im Kühlschrank ziehen lassen.

→ Eine beschichtete Pfanne auf hoher Stufe erhitzen und die Garnelen 2–3 Minuten pro Seite braten, bis sie rosa und durchgegart sind. Heiß genießen!

Griechischer Salat

~ 370 kcal | Kohlenhydrate ● | Eiweiß ●● | Fett ●●

Für 1 Portion

¼ mittelgroße rote Zwiebel
1 große Tomate
1 mittelgroße Gurke
40 g Feta
4–6 schwarze Oliven, entsteint
1 EL Olivenöl
Salz
Pfeffer

→ Die Zwiebel schälen und in feine Scheiben schneiden. Die Tomate und die Gurke würfeln und den Feta zerbröckeln.

→ Alle Salatzutaten gemeinsam mit den Oliven in einer Schüssel vermischen, mit Olivenöl beträufeln und mit Salz und Pfeffer abschmecken.

Vietnamesische Sommerrollen

~ 240 kcal | Kohlenhydrate ●● | Eiweiß ● | Fett ●

Für 1 Portion

30 g Glasnudeln
1 kleine Karotte
½ mittelgroße Gurke
30 g Kopfsalat
2 Blätter Reispapier
¼ Bund Koriander
¼ Bund Minze
¼ Bund Basilikum
2 EL Sojasauce
Saft von 1 Limette

→ Die Glasnudeln nach Packungsanweisung garen, anschließend abgießen und vollständig abkühlen lassen.

→ Die Karotte und die Gurke in feine Stifte schneiden. Den Kopfsalat in dünne Streifen schneiden.

→ Eine große flache Schale mit warmem Wasser füllen. Ein Reispapierblatt etwa 10–15 Sekunden ins Wasser tauchen, bis es weich und biegsam ist. Vorsichtig auf einen großen Teller legen.

→ Die Hälfte der gekochten Nudeln mittig im unteren Drittel des Reispapiers platzieren, dabei seitlich etwa 1 cm Rand lassen. Die Hälfte des geschnittenen Gemüses und der Kräuter darübergeben. Die Seiten des Reispapiers über die Füllung klappen, dann straff von unten nach oben aufrollen. Mit dem zweiten Reispapier und den restlichen Zutaten ebenso verfahren.

→ Sojasauce und Limettensaft in einer kleinen Schüssel verrühren. Die Sommerrollen zusammen mit der Sauce zum Dippen servieren.

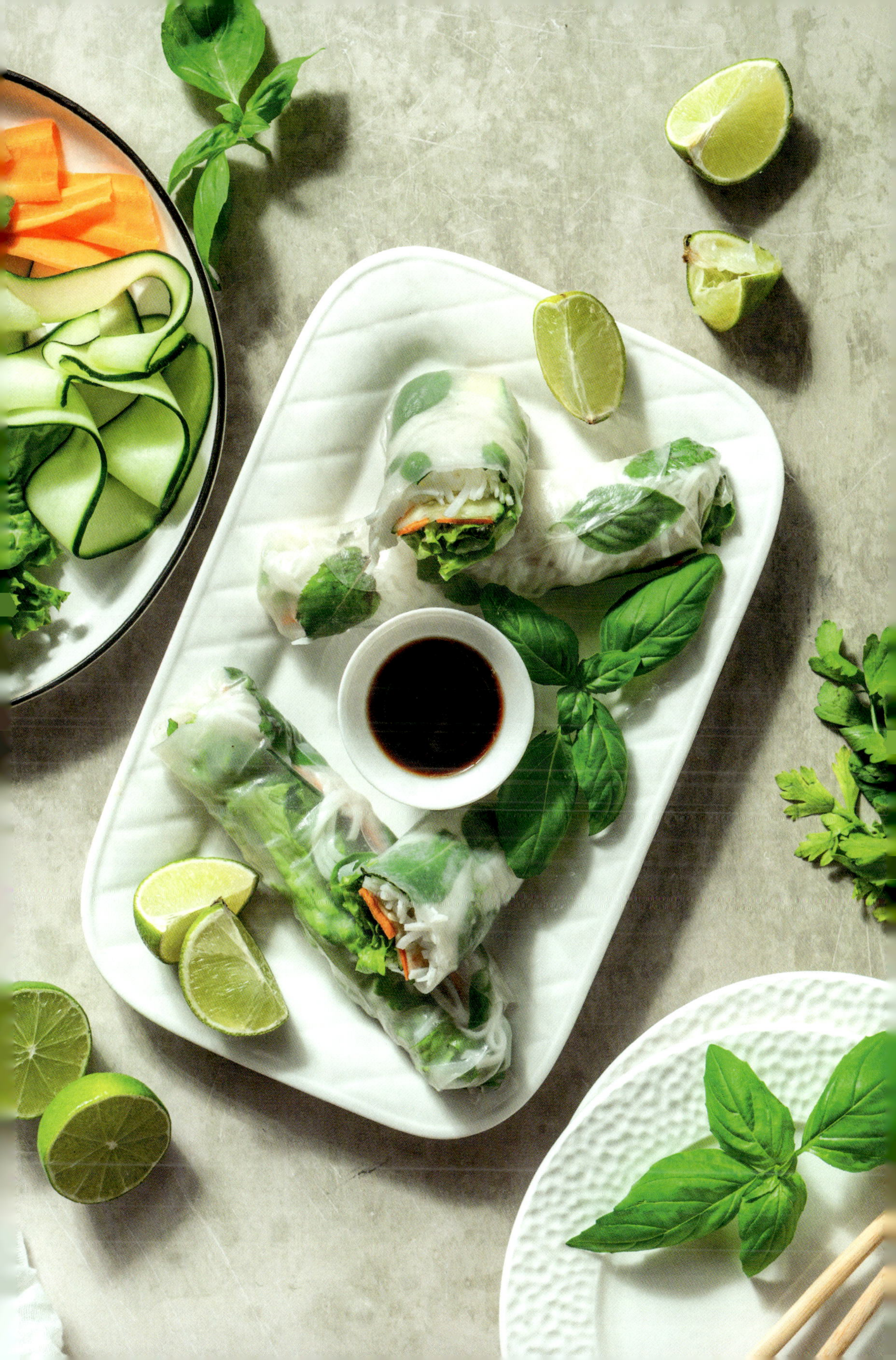

Harissa-Kartoffelsalat

~ 400 kcal | Kohlenhydrate ●●● | Eiweiß ● | Fett ●●

Für 1 Portion

1 EL Olivenöl
½ EL Harissa-Paste
½ EL Honig oder Ahornsirup
½ EL Zitronensaft
Salz
Pfeffer
200 g Babykartoffeln
1 kleine Gurke
½ mittelgroße rote Zwiebel
¼ Bund glatte Petersilie
¼ Bund Minze

→ Den Backofen auf 200 °C (Ober-/Unterhitze) vorheizen und ein Blech mit Backpapier auslegen.

→ Olivenöl, Harissa-Paste, Honig, Zitronensaft, Salz und Pfeffer in einer großen Schüssel verquirlen.

→ Die Babykartoffeln halbieren und sorgfältig in der Harissa-Mischung schwenken, sodass alle Kartoffeln bedeckt sind.

→ Die Kartoffeln auf dem vorbereiteten Backblech verteilen und 20–25 Minuten im Ofen rösten, bis sie innen weich und außen goldbraun und knusprig sind.

→ In der Zwischenzeit die Gurke würfeln und die rote Zwiebel schälen und in feine Streifen schneiden. Die Kräuter fein hacken. Gurke, Zwiebel und Kräuter in einer großen Schüssel vermengen. Die gerösteten Kartoffeln kurz abkühlen lassen, dann zum Gemüse geben und alles gut vermischen.

→ Den Salat lauwarm oder kalt servieren.

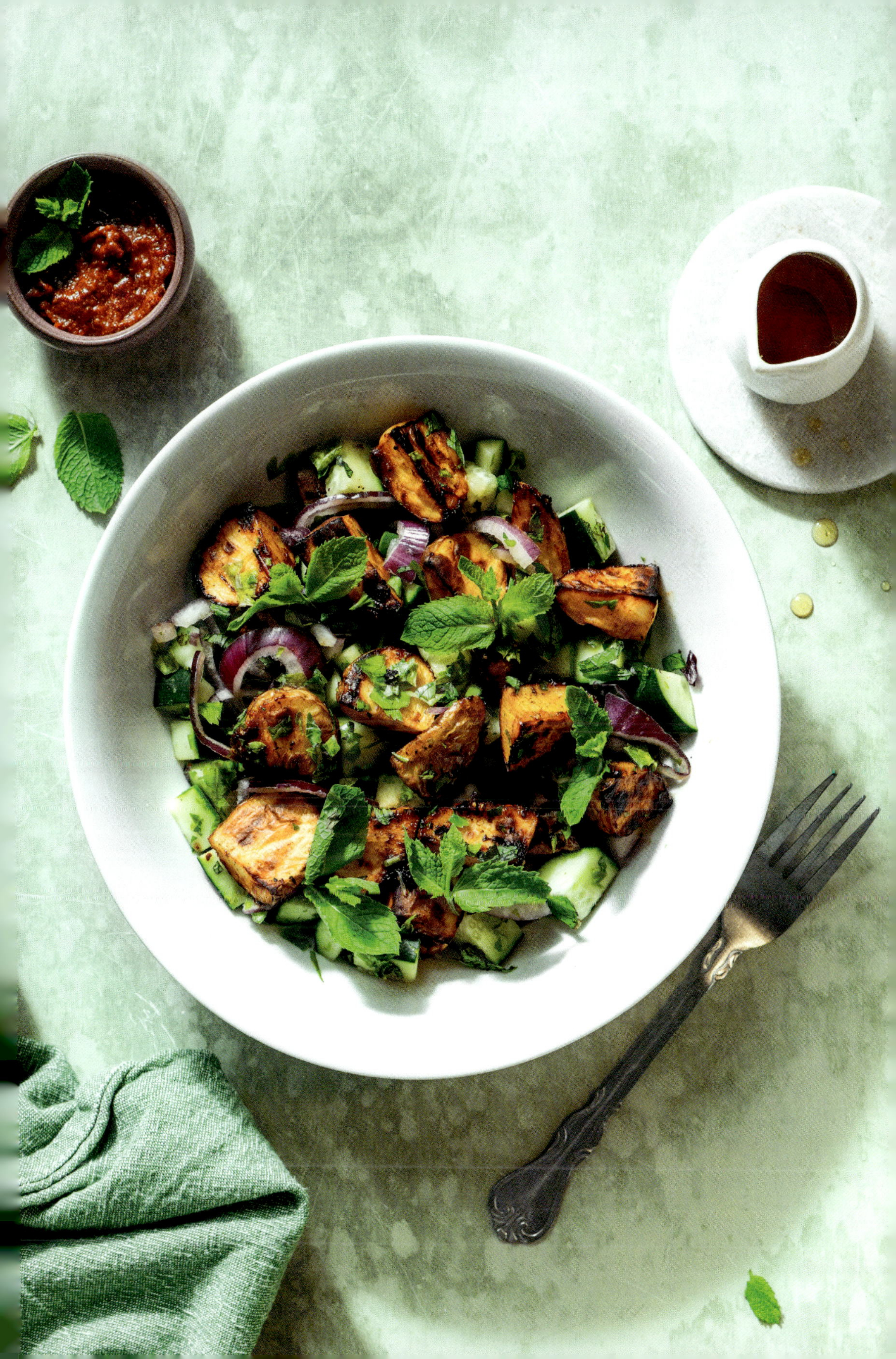

Herzhafte Buchweizen-Crêpes

~ 360 kcal | Kohlenhydrate ●●● | Eiweiß ●●● | Fett ●

Für 2 Portionen

1 EL Butter
120 g Buchweizenmehl
1 Ei (Größe M)
Salz
120 g Putenbrustfilet
Pfeffer

→ Die Butter in einem kleinen Topf bei niedriger Hitze zerlassen und anschließend etwas abkühlen lassen.

→ In einer großen Schüssel das Buchweizenmehl mit 240 ml kaltem Wasser, dem Ei, der geschmolzenen Butter und einer Prise Salz zu einem glatten Teig verrühren. Nach Bedarf mehr Wasser hinzufügen, um einen flüssigen und leicht gießbaren Crêpeteig zu erhalten. Den Teig abgedeckt mindestens 1 Stunde (oder über Nacht) ruhen lassen.

→ Die Putenbrust in kleine Würfel schneiden. In einer beschichteten Pfanne bei mittlerer Hitze etwa 3–5 Minuten rundherum anbraten, bis die Putenbrustwürfel durchgegart und leicht gebräunt sind. Mit Salz und Pfeffer würzen und beiseitestellen.

→ Dieselbe Pfanne erneut auf mittlerer Stufe erhitzen. Etwa ein Drittel des Crêpe-Teigs hineingeben und durch Schwenken der Pfanne gleichmäßig verteilen. Etwa 2 Minuten backen, bis der Crêpe fest wird und die Ränder sich leicht vom Pfannenboden lösen. Vorsichtig wenden und weitere 30 Sekunden backen. Vorgang mit dem restlichen Teig wiederholen um 4–6 Crêpes zu backen.

→ Die Putenbrustwürfel gleichmäßig auf den Crêpes verteilen, diese aufrollen und servieren.

Buchweizen-Crêpes mit Erdbeermarmelade

~ 480 kcal | Kohlenhydrate ●●● | Eiweiß ● | Fett ●●

Für 1 Portion

60 g Buchweizenmehl
120 ml Kokosmilch
1 EL Erdbeermarmelade

→ Das Buchweizenmehl und die Kokosmilch in einer Schüssel sorgfältig verrühren. Eventuell etwas kaltes Wasser hinzufügen, um die Konsistenz eines glatten Crêpe-Teigs zu erreichen.

→ Eine große beschichtete Pfanne auf mittlerer Stufe erhitzen und etwa ein Drittel des Teigs in die Pfanne gießen. Etwa 2 Minuten backen, bis der Crêpe fest wird und die Ränder sich leicht vom Pfannenboden lösen. Mit einem Pfannenwender vorsichtig wenden und weitere 30 Sekunden backen, bis beide Seiten goldbraun sind. Vorgang mit dem restlichen Teig wiederholen, um 2–3 Crêpes zu backen.

→ Die Crêpes mit Erdbeermarmelade bestreichen, aufrollen und genießen.

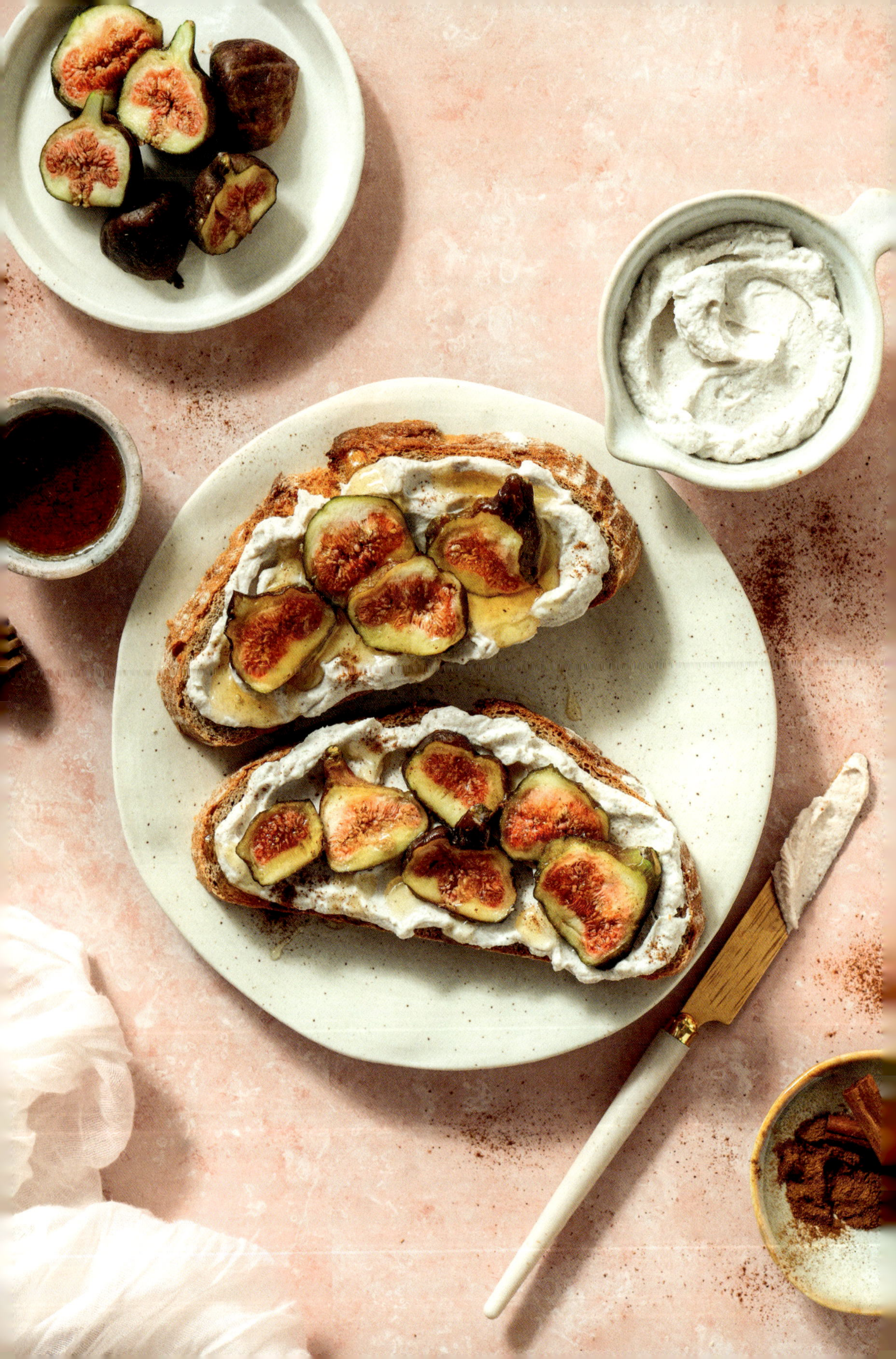

Toast mit Feigen und Ricotta

~ 360 kcal | Kohlenhydrate ●●● | Eiweiß ●● | Fett ●

Für 1 Portion

70 g Vollkornbrot
70 g Ricotta, Dreiviertelfettstufe
½ EL Honig oder Ahornsirup
¼ TL Zimt
2 frische Feigen
2 TL gehackte Walnüsse

→ Die Brotscheiben goldbraun toasten.

→ In einer kleinen Schüssel Ricotta, Honig und Zimt cremig rühren. Die Ricottacreme gleichmäßig auf die Brotscheiben streichen. Die Feigen in Scheiben schneiden und auf den Broten verteilen.

→ Mit den gehackten Walnüssen bestreuen und servieren.

Chili sin Carne

~ 500 kcal | Kohlenhydrate ●●● | Eiweiß ●● | Fett ●

Für 1 Portion

½ mittelgroße Zwiebel
130 g Süßkartoffel
2 Knoblauchzehen
½ mittelgroße rote Paprika
½ mittelgroße grüne Paprika
1 mittelgroße Tomate
120 g Pintobohnen (aus dem Glas)
120 g Kidneybohnen (aus dem Glas)
1 TL gemahlener Kreuzkümmel
1 EL getrockneter Oregano
½ TL Paprikapulver
¼ Bund glatte Petersilie
¼ Bund Koriander
Salz
Pfeffer

→ Die Zwiebel und die Süßkartoffel schälen und in Würfel schneiden. Den Knoblauch schälen und fein hacken. Die rote und die grüne Paprika sowie die Tomate würfeln.

→ Eine große beschichtete Pfanne auf mittlerer bis hoher Stufe erhitzen. Die Zwiebelwürfel hineingeben, die Pfanne abdecken und 2–3 Minuten dünsten. Einen Schuss heißes Wasser hinzufügen, die Pfanne wieder abdecken und die Zwiebelwürfel 5 Minuten weiterdünsten, bis sie glasig sind. Anschließend Knoblauch, Süßkartoffelwürfel sowie rote und grüne Paprikawürfel dazugeben. Das Gemüse etwa 5 Minuten anrösten, bis es gar ist.

→ Tomatenwürfel, Pinto- und Kidneybohnen sowie Kreuzkümmel, Oregano und Paprikapulver hinzufügen und weitere 5 Minuten köcheln lassen.

→ Petersilie und Koriander fein hacken, unterrühren und 2–3 Minuten mitköcheln lassen.

→ Mit Salz und Pfeffer abschmecken und heiß servieren.

TIPP

Servieren Sie das Chili mit Tortilla-Chips oder gesalzenen Kartoffelchips.

Gemüsepfanne mit Reisnudeln

~ 530 kcal | Kohlenhydrate ●●● | Eiweiß ● | Fett ●●●

Für 1 Portion

½ mittelgroße Zucchini
½ mittelgroße rote Paprika
2 große Blätter Chinakohl
175 g Brokkoliröschen
¼ mittelgroße Zwiebel
1 Knoblauchzehe
1 kleines Stück Ingwer (ca. 2 cm)
50 g Reisnudeln
1 EL Olivenöl
1 EL Sesamöl
Salz
Pfeffer

→ Die Zucchini und die Paprika in Scheiben und den Chinakohl in dünne Streifen schneiden. Die Brokkoliröschen bei Bedarf halbieren. Die Zwiebel schälen und in dünne Scheiben schneiden, den Knoblauch schälen und fein hacken und den Ingwer frisch reiben.

→ Die Reisnudeln nach Packungsanweisung garen, abgießen und beiseitestellen.

→ Das Olivenöl in einer großen Pfanne oder einem Wok stark erhitzen. Die Zwiebel und den Knoblauch unter Rühren ca. 30 Sekunden anbraten, bis sie duften. Zucchini, Paprika und Brokkoliröschen hinzufügen und 3–4 Minuten sautieren, bis das Gemüse bissfest und leicht gebräunt ist. Den Chinakohl und den Ingwer dazugeben und eine weitere Minute unter Rühren braten, bis der Kohl beginnt zusammenzufallen.

→ Die Reisnudeln unter das Gemüse mischen, mit Sesamöl beträufeln und alles gründlich vermengen. Kurz erhitzen, damit sich die Aromen verbinden.

→ Mit Salz und Pfeffer abschmecken und sofort servieren.

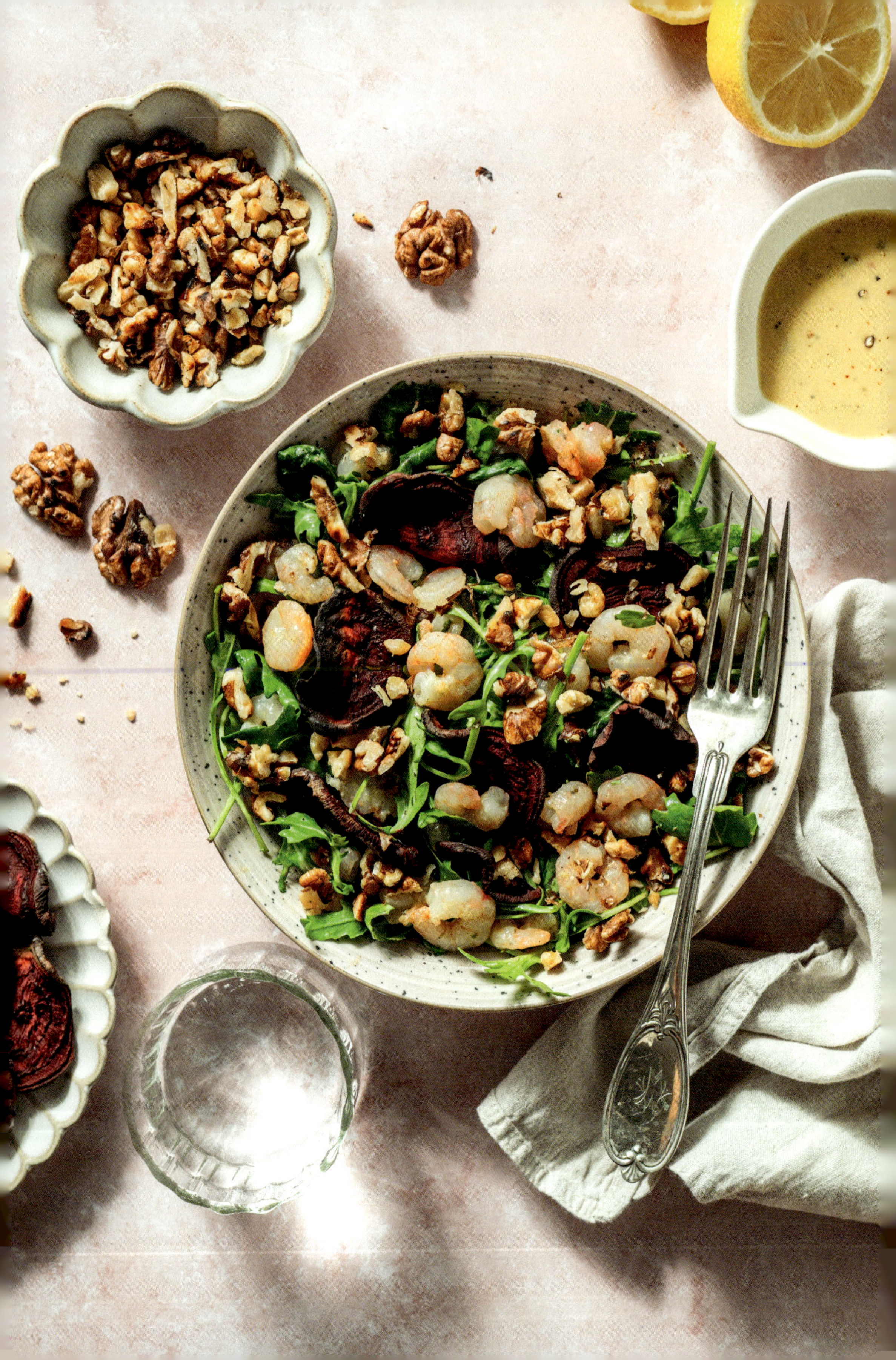

Salat mit Garnelen und Roter Bete

~ 420 kcal | Kohlenhydrate ● | Eiweiß ●●● | Fett ●●●

Für 1 Portion

1 mittelgroße Rote Bete
140 g Garnelen, geschält und entdarmt
Salz
1 EL Olivenöl
1 EL Zitronensaft
1 TL Dijonsenf
Pfeffer
15 g Walnusskerne
45 g gemischter Blattsalat (z. B. Endiviensalat, Chicorée, Feldsalat)

→ Den Backofen auf 200 °C (Ober-/Unterhitze) vorheizen.

→ Die Rote Bete schälen, die Enden entfernen und in dünne Scheiben schneiden. Die Rote-Bete-Scheiben in einer ofenfesten Form 30–40 Minuten rösten, bis sie weich sind.

→ In der Zwischenzeit die Garnelen in leicht gesalzenem, kochendem Wasser 2–3 Minuten garen, bis sie rosa sind. Anschließend abgießen und zum Abkühlen beiseitestellen.

→ Für das Dressing Olivenöl, Zitronensaft, Dijonsenf, Salz und Pfeffer in einer kleinen Schüssel gut verquirlen.

→ Die Walnusskerne in einer kleinen Pfanne bei mittlerer Hitze 2–3 Minuten rösten, bis sie goldbraun sind und aromatisch duften. Aus der Pfanne nehmen und grob hacken.

→ In einer großen Schüssel den gemischten Blattsalat, die gegarten Garnelen und die geröstete Rote Bete vorsichtig vermengen. Das Dressing darübergießen, die gehackten Walnüsse darüberstreuen und den Salat sofort servieren.

Pizza Ortolana

~ 410 kcal | Kohlenhydrate ●●● | Eiweiß ●● | Fett ●

Für 2 Portionen

1 TL Trockenhefe
180 g Weizenvollkornmehl, plus etwas mehr zum Kneten
Salz
240 ml Tomatenpassata
1 kleine Aubergine
½ mittelgroße Zucchini
½ mittelgroße rote Paprika
50 g Mozzarella, 20% Fett i. Tr.
½ EL Olivenöl
8–10 Basilikumblätter

TIPP

Der Pizzateig wird noch besser, wenn er vor dem Ausrollen ein weiteres Mal gehen gelassen wird.

→ Die Trockenhefe in 50 ml lauwarmem Wasser auflösen und 5 Minuten ruhen lassen, bis sie leicht schäumt.

→ Das Vollkornmehl und eine Prise Salz in einer großen Rührschüssel vermengen. Das Hefewasser plus weitere 60 ml Wasser nach und nach dazugießen und zu einem Teig verrühren. Auf einer leicht bemehlten Arbeitsfläche den Teig 5–7 Minuten kneten, bis er glatt und elastisch ist. Den Teig zu einer Kugel formen, in die Schüssel zurücklegen, abdecken und an einem warmen Ort mindestens 45–60 Minuten (oder über Nacht) gehen lassen, bis sich das Volumen deutlich vergrößert hat.

→ Den Backofen auf 200 °C (Ober-/Unterhitze) vorheizen.

→ Den Teig zu zwei gleich großen Kugeln formen. Die Kugeln auf Backpapierbögen zu dünnen Kreisen ausrollen. Die Passata gleichmäßig auf den zwei Pizzen verteilen, dabei rundherum je einen 1 cm breiten Rand frei lassen.

→ Die Aubergine, Zucchini und rote Paprika in Scheiben schneiden. Ebenso den Mozzarella in Scheiben schneiden. Die Pizzen mit dem Gemüse und dem Mozzarella belegen, leicht salzen und das Olivenöl darüber träufeln.

→ Die Pizzen im vorgeheizten Backofen 15–20 Minuten backen, bis die Kruste goldbraun und knusprig ist.

→ Aus dem Ofen nehmen, kurz abkühlen lassen, mit den Basilikumblättern bestreuen und servieren.

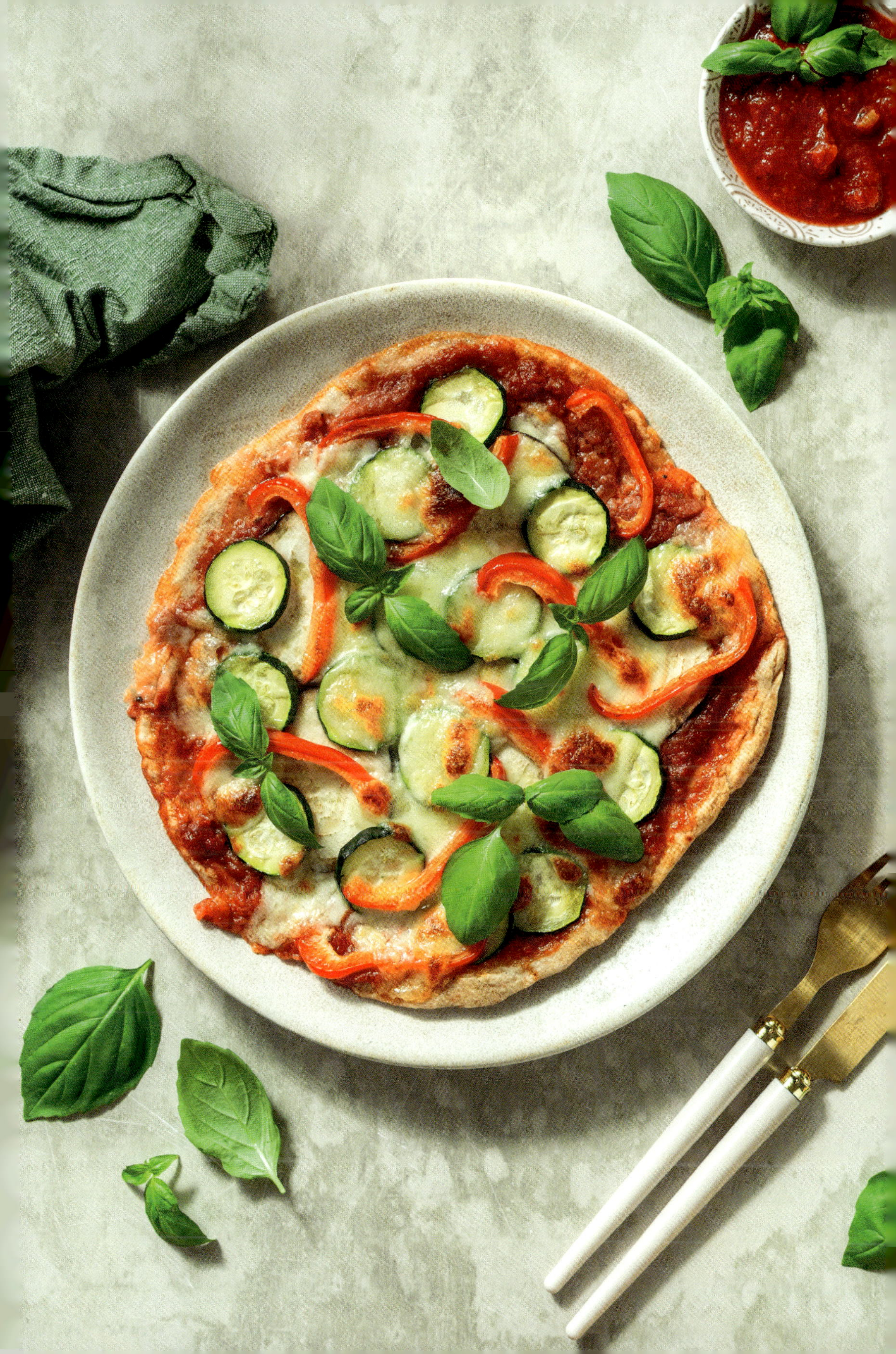

Polenta mit gebratenen Champignons und Spinat

~ 310 kcal | Kohlenhydrate ●●● | Eiweiß ● | Fett ●

Für 1 Portion

40 g Champignons
Salz
70 g Polenta (Maisgrieß)
½ EL Olivenöl
15 g frischer Blattspinat
Pfeffer

→ Die Champignons in Scheiben schneiden.

→ In einem Kochtopf 280 ml leicht gesalzenes Wasser zum Kochen bringen. Langsam den Maisgrieß in das kochende Wasser einrieseln lassen, dabei ständig rühren, um Klumpen zu vermeiden. Die Hitze reduzieren und 5–10 Minuten unter ständigem Rühren weiter köcheln lassen, bis die Polenta eindickt. Vom Herd nehmen und 2–3 Minuten ruhen lassen.

→ In der Zwischenzeit das Olivenöl in einer Pfanne auf mittlerer Stufe erhitzen und die Champignons darin unter gelegentlichem Rühren anbraten, bis sie gebräunt sind. Die Hitze reduzieren, den Spinat hinzufügen und 2–3 Minuten dünsten, bis der Spinat zusammenfällt. Mit Salz und Pfeffer würzen.

→ Das Gemüse auf der Polenta anrichten und servieren.

Couscous mit Hähnchen und Ofengemüse

~ 620 kcal | Kohlenhydrate ●●● | Eiweiß ●●● | Fett ●

Für 1 Portion

60 g Couscous
½ mittelgroße Zwiebel
120 g Süßkartoffel
1 mittelgroße Zucchini
2 kleine Karotten
120 g Hähnchenbrustfilet
½ EL Olivenöl
Salz

TIPP

Das Gericht lässt sich problemlos im Kühlschrank aufbewahren und schmeckt auch am nächsten Tag noch köstlich – sogar kalt!

→ Den Backofen auf 200 °C (Ober-/Unterhitze) vorheizen.

→ In einem kleinen Topf 60 ml Wasser zum Kochen bringen. Sobald es kocht, den Topf vom Herd nehmen und den Couscous hineinrieseln lassen. Gut umrühren, mit einem Deckel abdecken und 5 Minuten stehen lassen.

→ In der Zwischenzeit die Zwiebel und die Süßkartoffel schälen und würfeln. Die Zucchini und die Karotten ebenfalls würfeln.

→ Das geschnittene Gemüse und die Hähnchenbrust in eine ofenfeste Form geben. Mit Olivenöl beträufeln, salzen und gut durchschwenken, um alles mit dem Öl zu bedecken. Das Gemüse und das Hähnchen 20–25 Minuten im Ofen rösten, bis das Gemüse zart und das Hähnchen gar ist.

→ Das Hähnchen grob zerteilen. Den Couscous in eine große Rührschüssel geben und mit dem gerösteten Gemüse und den Hähnchenstücken vermischen.

→ Sofort servieren!

Gegrillte Hähnchen-Gemüse-Spieße

~ 500 kcal | Kohlenhydrate ● | Eiweiß ●●● | Fett ●●

Für 1 Portion

170 g Hähnchenbrustfilet
½ mittelgroße rote Zwiebel
1 mittelgroße grüne Paprika
12 Kirschtomaten
1 EL Olivenöl
1 Zitrone
Salz
Pfeffer

→ Einen Grill oder eine Grillpfanne auf mittlere Hitze vorheizen.

→ Das Hähnchenbrustfilet in mundgerechte Stücke schneiden. Die Zwiebel schälen und in grobe Stücke schneiden. Die Paprika in ähnlich große Stücke schneiden. Hähnchen, Zwiebel, Paprika und Kirschtomaten abwechselnd auf Spieße stecken.

→ Für die Marinade in einer kleinen Schüssel das Olivenöl, den Saft einer Zitronenhälfte sowie Salz und Pfeffer zu einer Marinade verrühren. Die übrige Zitronenhälfte in Spalten schneiden.

→ Die Spieße mit der Marinade bestreichen, bis sie gleichmäßig bedeckt sind. Die Spieße auf den Grill legen und unter gelegentlichem Wenden 8–10 Minuten grillen, bis das Hähnchen durchgegart und das Gemüse zart ist.

→ Heiß und mit Zitronenspalten garniert servieren.

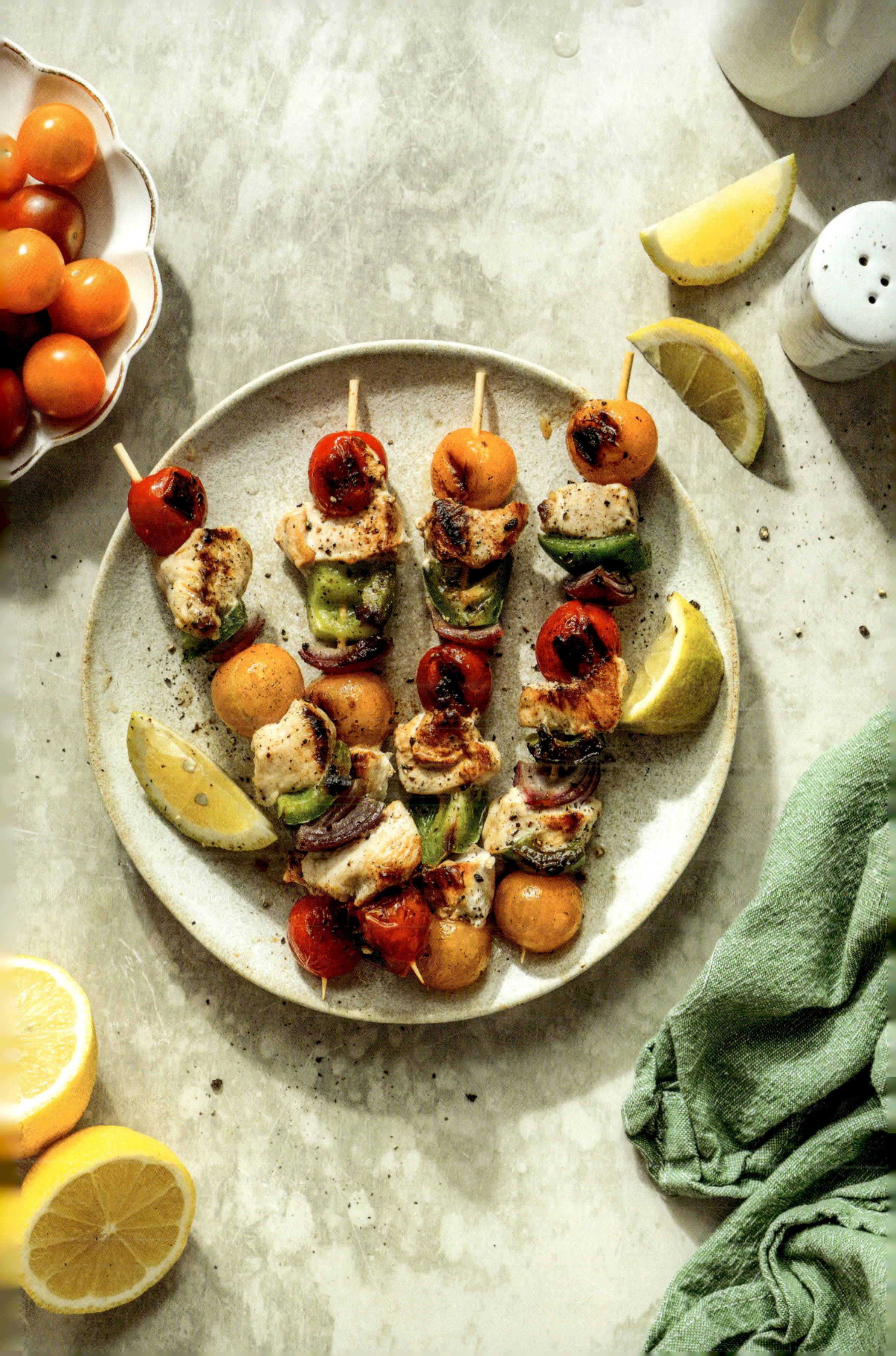

Hähnchen-Tagine

~ 430 kcal | Kohlenhydrate ●● | Eiweiß ●●● | Fett ●●

Für 1 Portion

140 g Hähnchenbrustfilet
1 EL Weizenvollkornmehl
1 EL Ras el-Hanout
¼ mittelgroße Zwiebel
1 mittelgroße Karotte
1 Knoblauchzehe
¼ Zitrone
½ Bund glatte Petersilie
1 EL Olivenöl
4–5 grüne Oliven
2 TL Honig oder Ahornsirup
Salz

→ Die Hähnchenbrust in mundgerechte Würfel schneiden und in einer Schüssel mit dem Vollkornmehl und Ras el-Hanout vermischen, bis das Fleisch gleichmäßig bedeckt ist.

→ Die Zwiebel und die Karotte schälen und würfeln, den Knoblauch schälen und fein hacken. Die Zitrone in dünne Scheiben schneiden und die Petersilie fein hacken.

→ Das Olivenöl in einer Tagine oder einem Topf mit schwerem Boden auf mittlerer Stufe erhitzen. Das gewürzte Hähnchen hinzufügen und von allen Seiten etwa 5 Minuten anbraten. Danach Zwiebel, Karotte und Knoblauch hinzufügen und unter gelegentlichem Rühren 5–7 Minuten sautieren, bis das Gemüse weich wird.

→ Den Topf mit 150 ml Wasser aufgießen, zum Kochen bringen, dann die Hitze reduzieren und alles 15–20 Minuten köcheln lassen, bis das Hähnchen durchgegart ist.

→ Zitronenscheiben, gehackte Petersilie, grüne Oliven und Honig hinzufügen und weitere 5 Minuten köcheln lassen.

→ Mit Salz abschmecken und heiß servieren.

TIPP

Servieren Sie die Tagine mit Couscous oder einer Scheibe Vollkornbrot.

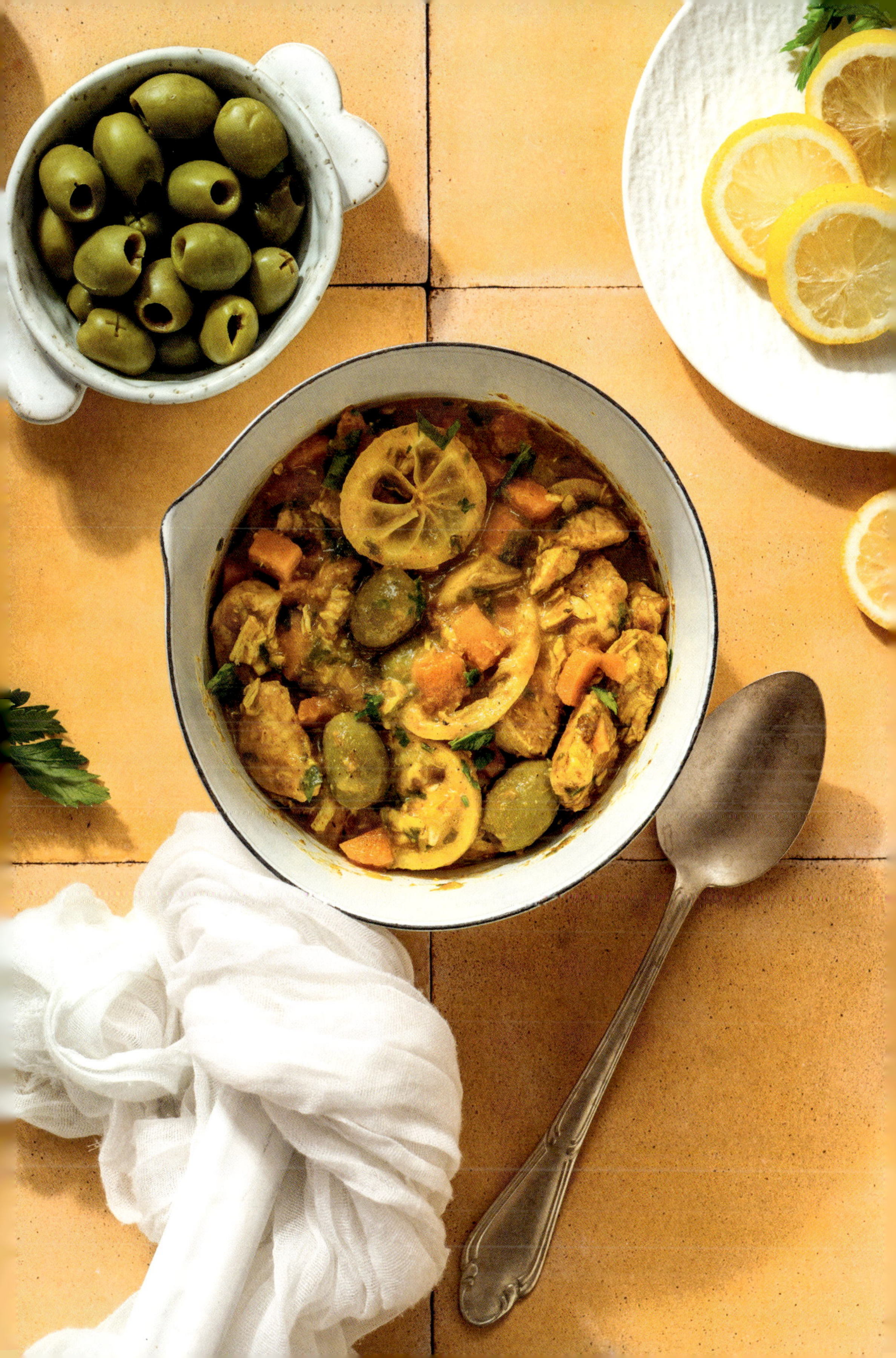

Caesar-Salat

~ 550 kcal | Kohlenhydrate ● | Eiweiß ●●● | Fett ●●●

Für 1 Portion

170 g Hähnchenbrustfilet
Salz
Pfeffer
2 EL Olivenöl
140 g Römersalat
1 Knoblauchzehe
1 EL Dijonsenf
1 TL Worcestershire-Sauce
4 TL Zitronensaft
2 EL Rotweinessig
25 g Parmesan

→ Die Hähnchenbrust auf beiden Seiten mit Salz und Pfeffer würzen. Einen halben Esslöffel Olivenöl in einer Pfanne erhitzen und das Hähnchen bei mittlerer Hitze 3–5 Minuten pro Seite goldbraun braten. Etwas abkühlen lassen und in Scheiben schneiden.

→ Den Römersalat in mundgerechte Stücke zupfen.

→ Für das Dressing die Knoblauchzehe schälen und fein hacken. In einer kleinen Schüssel Knoblauch, Dijonsenf, Worcestershire-Sauce, Zitronensaft, Rotweinessig und das restliche Olivenöl sowie Salz und Pfeffer verquirlen.

→ Römersalat und Hähnchenscheiben in einer großen Schüssel vermengen, das Dressing darübergeben und alles gut durchmischen.

→ Den Parmesan frisch darüberreiben und sofort servieren.

Blumenkohl-Gemüsepfanne

~ 350 kcal | Kohlenhydrate ● | Eiweiß ● | Fett ●●●

Für 1 Portion

1 mittelgroße Zwiebel
40 g Champignons
1 mittelgroße grüne Paprika
150 g Blumenkohl
2 EL Kokosöl
½ TL Knoblauchpulver
½ TL Ingwerpulver
Salz
Pfeffer

→ Die Zwiebel schälen und würfeln. Die Champignons und die Paprika in Scheiben schneiden. Den Blumenkohl klein reiben.

→ In einer großen Pfanne das Kokosöl erhitzen, die Zwiebelwürfel hinzufügen und andünsten, bis sie glasig sind. Champignons und Paprika in die Pfanne geben, mit Knoblauchpulver, Ingwerpulver, Salz und Pfeffer würzen und unter Rühren anbraten, bis das Gemüse weich ist.

→ Den geriebenen Blumenkohl zugeben und unter ständigem Rühren weiterbraten, bis er gar und leicht gebräunt ist.

→ Die Blumenkohl-Gemüsepfanne heiß servieren.

Calçots mit Romesco-Sauce

~ 550 kcal | Kohlenhydrate ● | Eiweiß ● | Fett ●●●

Für 1 Portion

10–12 Frühlingszwiebeln
1 Knoblauchzehe
2 geröstete rote Paprikaschoten (aus dem Glas)
30 g Mandeln
2 getrocknete Tomaten (aus dem Glas)
1 EL Rotweinessig
¼ EL Cayennepfeffer
2 EL Olivenöl
Salz
Pfeffer

→ Den Grill oder eine Grillpfanne auf mittlere bis hohe Stufe vorheizen.

→ Die Wurzelenden der Frühlingszwiebeln entfernen. Die Frühlingszwiebeln auf einen Grillrost legen und unter gelegentlichem Wenden 10–12 Minuten grillen, bis sie weich und außen leicht verkohlt sind.

→ In der Zwischenzeit die Romesco-Sauce zubereiten:

→ Die Knoblauchzehe schälen. Knoblauch, geröstete Paprika, Mandeln, getrocknete Tomaten, Rotweinessig und Cayennepfeffer in einen Mixer geben und fein zerkleinern.

→ Bei auf niedriger Stufe laufendem Mixer langsam das Olivenöl einfließen lassen, bis eine cremige Konsistenz entsteht. Mit Salz und Pfeffer abschmecken.

→ Die gegrillten Frühlingszwiebeln auf der Romesco-Sauce servieren.

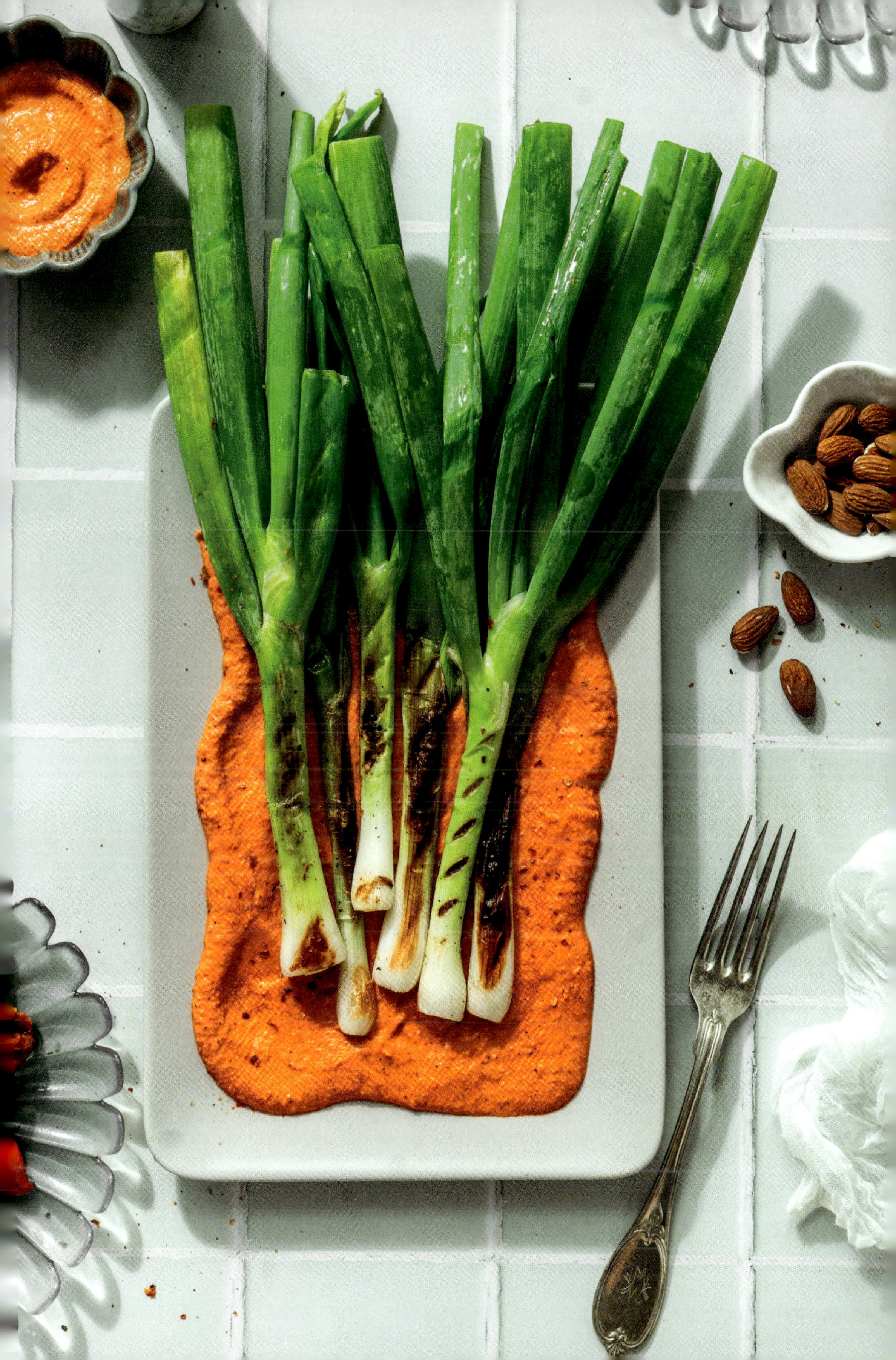

Pilz Stroganoff

~ 390 kcal | Kohlenhydrate ● | Eiweiß ● | Fett ●●●

Für 1 Portion

½ mittelgroße Zwiebel
1 Knoblauchzehe
70 g Champignons
¼ Bund glatte Petersilie
2 EL Olivenöl
¼ TL getrockneter Thymian
½ TL getrockneter Rosmarin
¼ TL Paprikapulver
120 ml Gemüsebrühe
60 g saure Sahne
1 mittelgroße Zucchini
Salz
Pfeffer

→ Die Zwiebel schälen und in kleine Würfel schneiden, den Knoblauch schälen und fein hacken. Die Champignons in Scheiben schneiden. Die Petersilie fein hacken.

→ Das Olivenöl in einer großen Pfanne erhitzen. Zwiebel und Knoblauch in der Pfanne 2–3 Minuten lang bei mittlerer Hitze glasig dünsten. Champignons, Thymian, Rosmarin und Paprikapulver hinzufügen und weitere 3–4 Minuten anbraten, bis die Pilze gar sind.

→ Mit der Gemüsebrühe aufgießen und das Ganze zum Köcheln bringen. Die Hitze reduzieren und die saure Sahne einrühren.

→ Die Zucchini mit einem Spiralschneider oder einem Gemüseschäler in feine Nudeln schneiden, in die Pfanne geben und in der Sauce schwenken, bis die Zucchini-Nudeln bedeckt und weichgekocht sind.

→ Mit Salz und Pfeffer abschmecken und vor dem Servieren mit der Petersilie garnieren.

Lasagne mit geröstetem Gemüse

~ 410 kcal | Kohlenhydrate ●●● | Eiweiß ●● | Fett ●

Für 2 Portionen

1 kleine Zucchini
1 mittelgroße Aubergine
1 mittelgroße Tomate
1 kleine Karotte
1 kleine Zwiebel
1 Knoblauchzehe
1 Stange Sellerie
200 g Blumenkohlröschen
50 g Mozzarella, 20% Fett i. Tr.
½ EL Olivenöl
Salz
Pfeffer
1 TL getrockneter Oregano
6 Lasagneblätter
240 ml Tomatenpassata

→ Den Backofen auf 200 °C (Ober-/Unterhitze) vorheizen.

→ Zucchini, Aubergine, Tomate und Karotte in dünne Scheiben schneiden. Zwiebel und Knoblauch schälen und fein hacken, den Sellerie würfeln. Die Blumenkohlröschen in mundgerechte Stücke zerteilen. Den Mozzarella in dünne Scheiben schneiden.

→ Das Gemüse in eine große Schüssel geben und mit Olivenöl beträufeln. Mit Salz, Pfeffer und Oregano würzen und gut durchschwenken. Auf einem mit Backpapier ausgelegten Blech ausbreiten und im vorgeheizten Ofen 20–25 Minuten rösten, bis das Gemüse zart und leicht gebräunt ist.

→ In eine eingefettete ofenfeste Form zuerst eine Schicht geröstetes Gemüse, dann eine Schicht Lasagneblätter, dann eine Schicht Tomatenpassata geben. Die Reihenfolge wiederholen, bis alle Zutaten aufgebraucht sind. Zuletzt mit den Mozzarellascheiben belegen und 25–30 Minuten im Ofen backen, bis der Käse geschmolzen und goldbraun ist.

→ Vor dem Servieren ein paar Minuten abkühlen lassen.

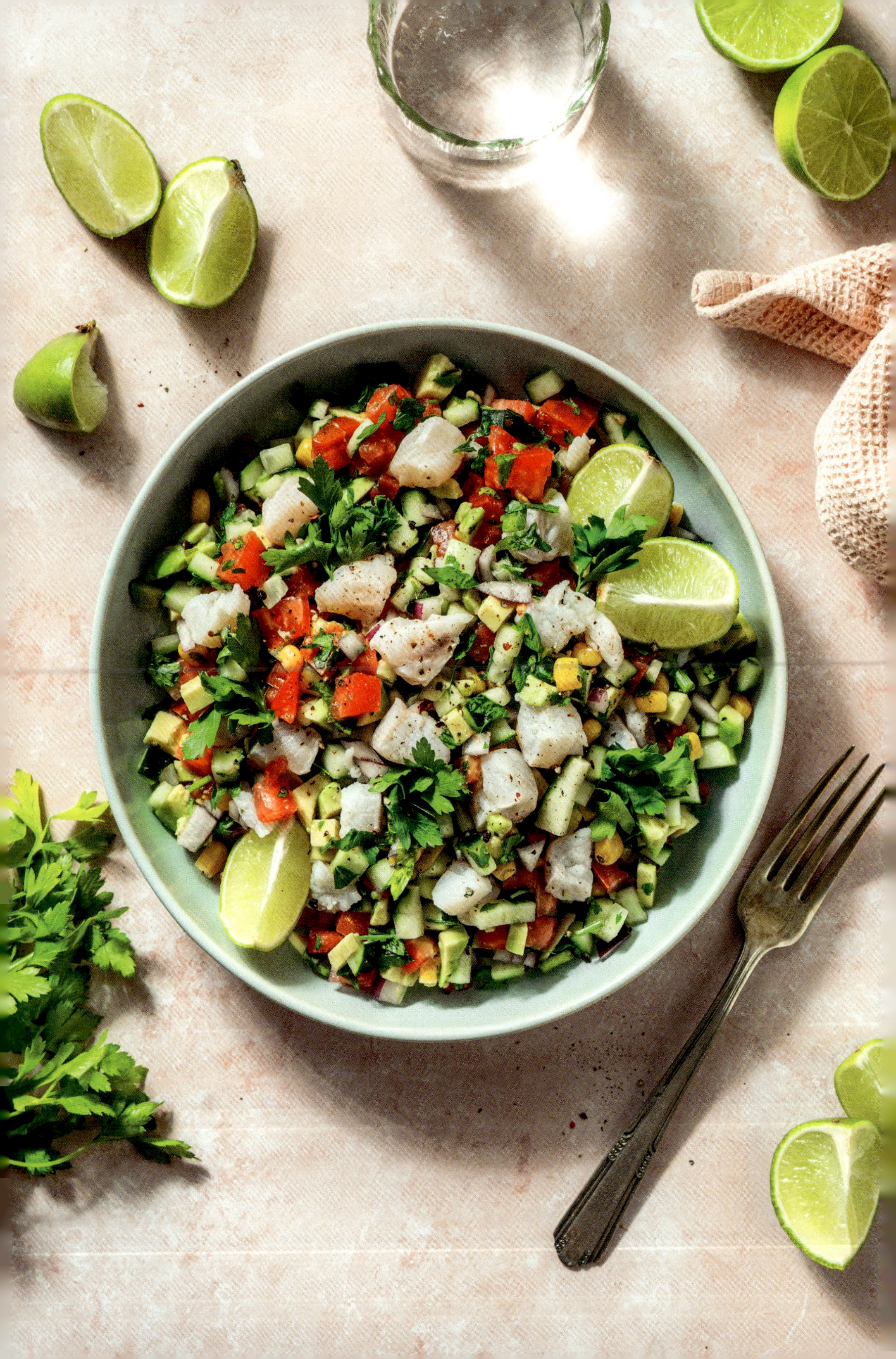

Ceviche

~ 430 kcal | Kohlenhydrate ● | Eiweiß ●●● | Fett ●●

Für 1 Portion

220 g Red-Snapper-Filet ohne Haut und Gräten (oder ein anderer weißer, fester Fisch wie z. B. Wolfsbarsch, Dorade oder Kabeljau)
Saft von 4 Limetten
1 mittelgroße Tomate
1 mittelgroße Gurke
½ Avocado
½ mittelgroße rote Zwiebel
½ Bund Koriander
80 g gekochter Mais (aus der Dose)
Salz
Pfeffer

→ Den Fisch in kleine Würfel schneiden und in eine Schüssel geben. Mit dem Limettensaft übergießen und vorsichtig vermengen, sodass der Fisch bedeckt ist. Abdecken und mindestens 30 Minuten im Kühlschrank marinieren lassen, bis der Fisch undurchsichtig und leicht fest wird.

→ In der Zwischenzeit das Fruchtfleisch aus der Avocado lösen und würfeln. Ebenso die Tomate und die Gurke in Würfel schneiden. Die Zwiebel schälen und ebenfalls würfeln. Den Koriander fein hacken.

→ Den Limettensaft vom Fisch abgießen. Das gewürfelte Gemüse, den Koriander und den Mais zum Fisch geben. Vorsichtig miteinander vermengen und mit Salz und Pfeffer abschmecken.

→ Sofort kalt servieren.

Veggie-Burger

~ 410 kcal | Kohlenhydrate ●●● | Eiweiß ● | Fett ●●

Für 1 Portion

1 großer Portobello-Pilz
1 kleine Schalotte
1 Knoblauchzehe
25 g Walnusskerne
Salz
Pfeffer
1 kleine Tomate
2 kleine Essiggurken
1 Vollkornbrötchen
1 Salatblatt

→ Den Backofen auf 190 °C (Ober-/Unterhitze) vorheizen.

→ Den Stiel des Portobello-Pilzes entfernen und die Lamellen mit einem Löffel herauskratzen und entsorgen. Die Schalotte und den Knoblauch schälen und fein hacken.

→ Die Walnüsse in einer trockenen Pfanne bei mittlerer Hitze 5–7 Minuten rösten, dabei gelegentlich umrühren, bis sie duften und leicht gebräunt sind.

→ Pilzkappe, Schalotte, Knoblauch, Walnüsse, Salz und Pfeffer in einem Mixer auf hoher Stufe pürieren, bis eine homogene, formbare Masse entsteht.

→ Die Masse zu einem Patty formen und auf ein mit Backpapier ausgelegtes Blech legen. 20–25 Minuten backen, bis das Patty fest und leicht gebräunt ist.

→ Die Tomate und die Essiggurken in dünne Scheiben schneiden. Das Vollkornbrötchen toasten.

→ Das Vollkornbrötchen mit dem Patty, den Tomatenscheiben, Essiggurkenscheiben und dem Salatblatt zu einem Burger zusammensetzen und servieren.

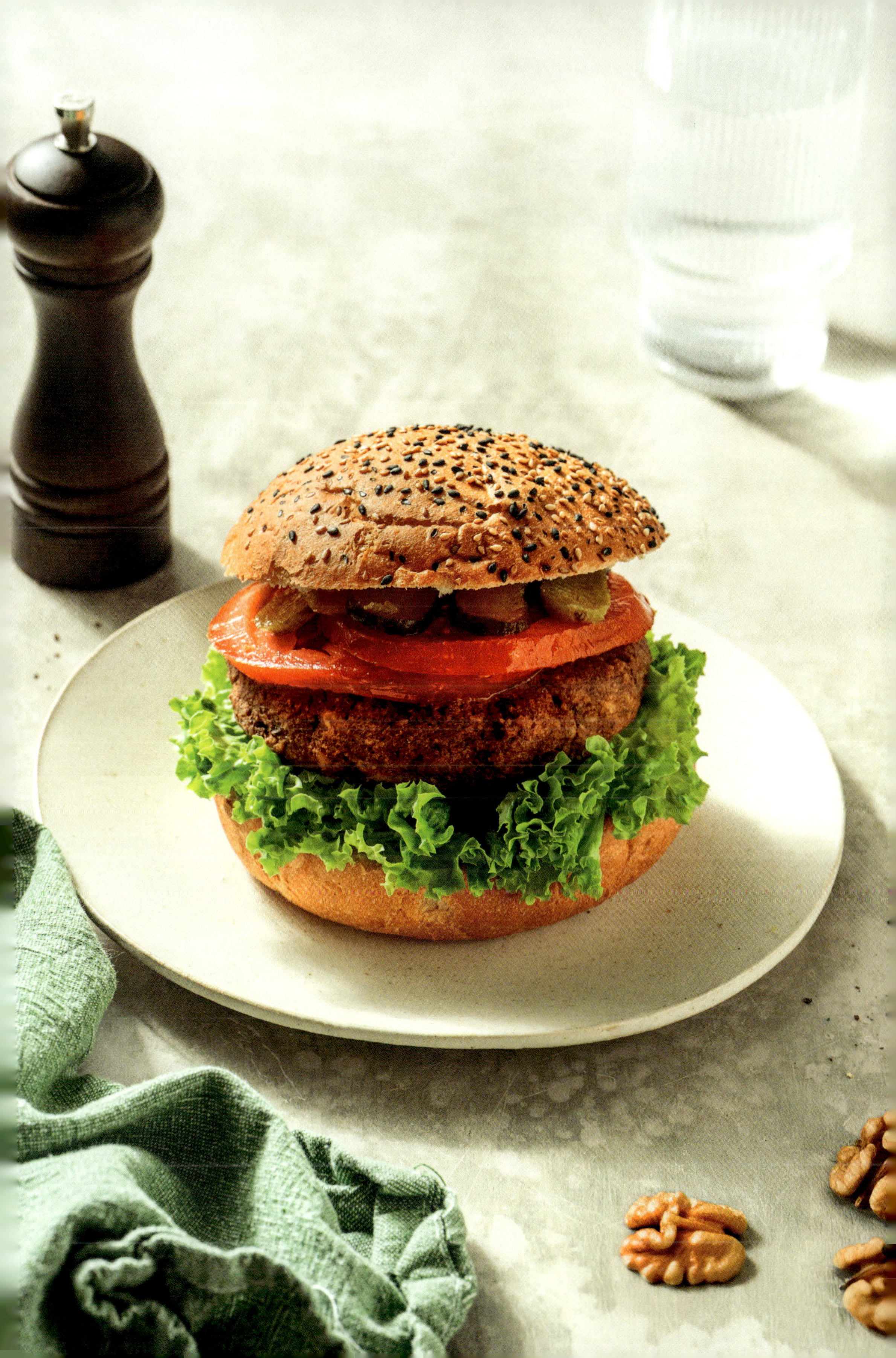

Gebratener Thunfisch mit Wasabi-Mayonnaise

~ 530 kcal | Kohlenhydrate ● | Eiweiß ●●● | Fett ●●●

Für 1 Portion

1 EL Sojasauce
1 EL Rapsöl
115 g Thunfischsteak
Salz
Pfeffer
25 g leichte Mayonnaise (25% Fett)
1 EL Limettensaft
1 TL Sesamöl
1 EL Wasabi-Paste

→ Für die Marinade Sojasauce und Rapsöl in einer kleinen Schüssel verrühren. Das Thunfischsteak von beiden Seiten mit der Marinade bestreichen und nach Belieben mit Salz und Pfeffer würzen.

→ Eine beschichtete Pfanne auf hoher Stufe erhitzen. Den Thunfisch in die heiße Pfanne legen und auf jeder Seite 2–3 Minuten scharf anbraten, je nach gewünschtem Gargrad.

→ Den Thunfisch aus der Pfanne nehmen und ein paar Minuten auf einem Teller ruhen lassen.

→ Während das Thunfischsteak ruht, in einer kleinen Schüssel Mayonnaise, Limettensaft, Sesamöl und Wasabi-Paste glatt rühren.

→ Das Thunfischsteak in dünne Streifen schneiden und zusammen mit der Wasabi-Mayonnaise als Dip servieren.

Schweinekotelett mit gegrilltem Wurzelgemüse

~ 470 kcal | Kohlenhydrate ● | Eiweiß ●●● | Fett ●●●

Für 1 Portion

1 mittelgroße Pastinake
2 mittelgroße Karotten
2 Frühlingszwiebeln
140 g Schweinekotelett
1 EL Olivenöl
Salz
Pfeffer

→ Die Pastinake und die Karotten schälen und in etwa 0,5 cm dicke Scheiben schneiden. Die Frühlingszwiebeln längs halbieren.

→ Das Schweinekotelett mit der Hälfte des Olivenöls auf beiden Seiten bestreichen, mit Salz und Pfeffer würzen und beiseitelegen.

→ In einer Schüssel die Pastinake, Karotten und Frühlingszwiebeln mit dem restlichen Olivenöl sowie Salz und Pfeffer vermengen.

→ Einen Grill oder eine Grillpfanne auf hoher Stufe vorheizen. Das Gemüse 15–20 Minuten grillen, bis es beginnt, weich zu werden. Dann das Schweinekotelett danebenlegen und gemeinsam mit dem Gemüse 6–8 Minuten pro Seite grillen, bis das Kotelett gar und das Gemüse weich und leicht angekohlt ist.

→ Schweinekotelett und gegrilltes Gemüse zusammen anrichten und sofort servieren.

Wolfsbarsch mit Oliven-Tomaten-Salsa

~ 550 kcal | Kohlenhydrate ● | Eiweiß ● | Fett ●●●

Für 1 Portion

170 g Wolfsbarschfilet
Salz
Pfeffer
1 Knoblauchzehe
40 g Kalamata-Oliven, entsteint
5–6 Kirschtomaten
1 TL Kapern
¼ Bund glatte Petersilie
¼ Bund Basilikum
Saft von ½ Zitrone
1 EL Olivenöl

→ Den Backofen auf 200 °C (Ober-/Unterhitze) vorheizen.

→ Das Wolfsbarschfilet auf beiden Seiten mit Salz und Pfeffer würzen.

→ Den Knoblauch schälen. Knoblauch, Kalamata-Oliven, Kirschtomaten, Kapern, Petersilie und Basilikum fein hacken und mit Zitronensaft und Olivenöl zu einer Salsa vermengen. Mit Salz und Pfeffer abschmecken.

→ Das Fischfilet auf ein mit Backpapier ausgelegtes Blech legen, die Salsa gleichmäßig darauf verteilen und 15–20 Minuten backen, bis der Fisch gar und die Salsa leicht gebräunt ist.

→ Heiß genießen.

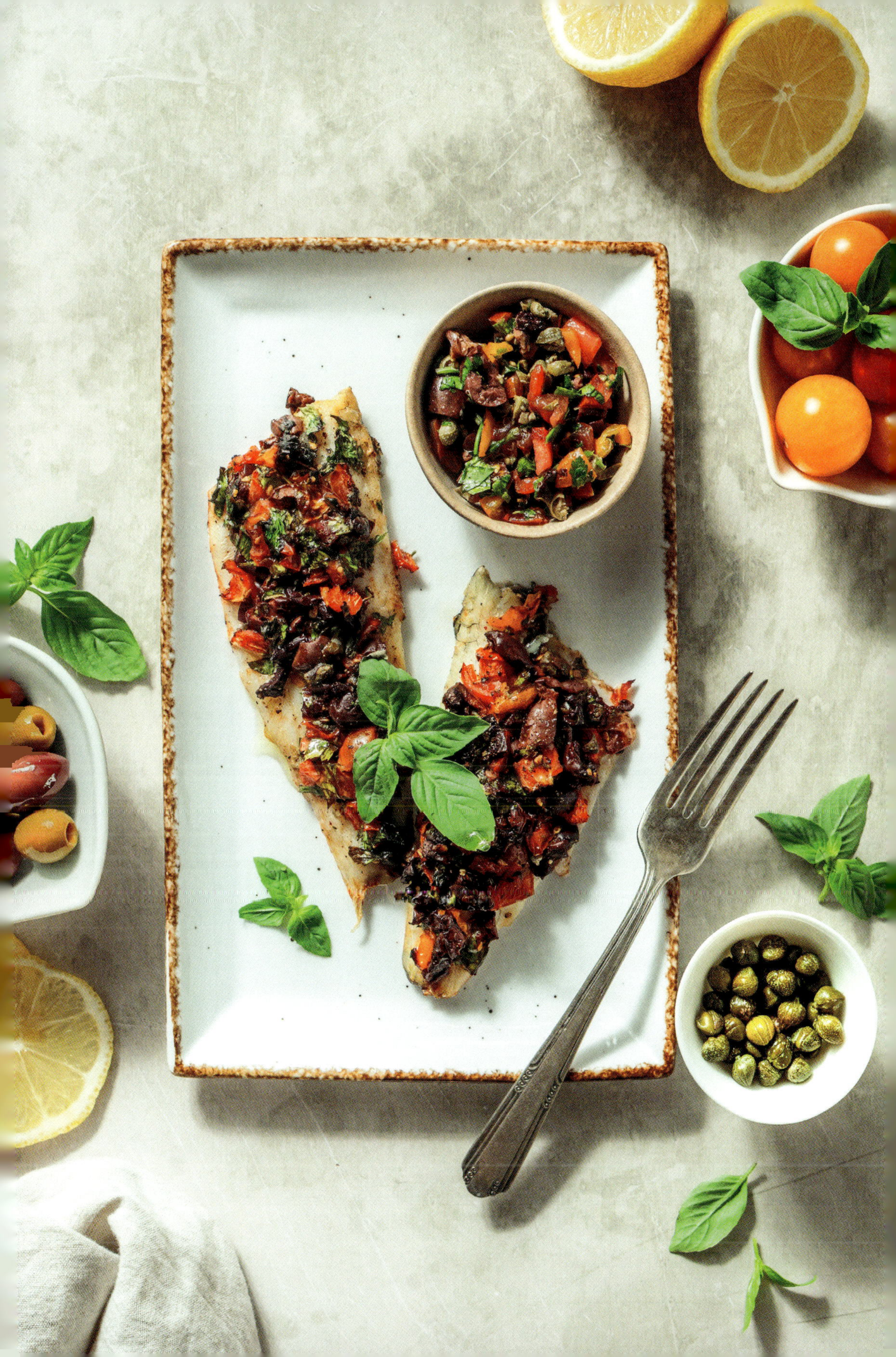

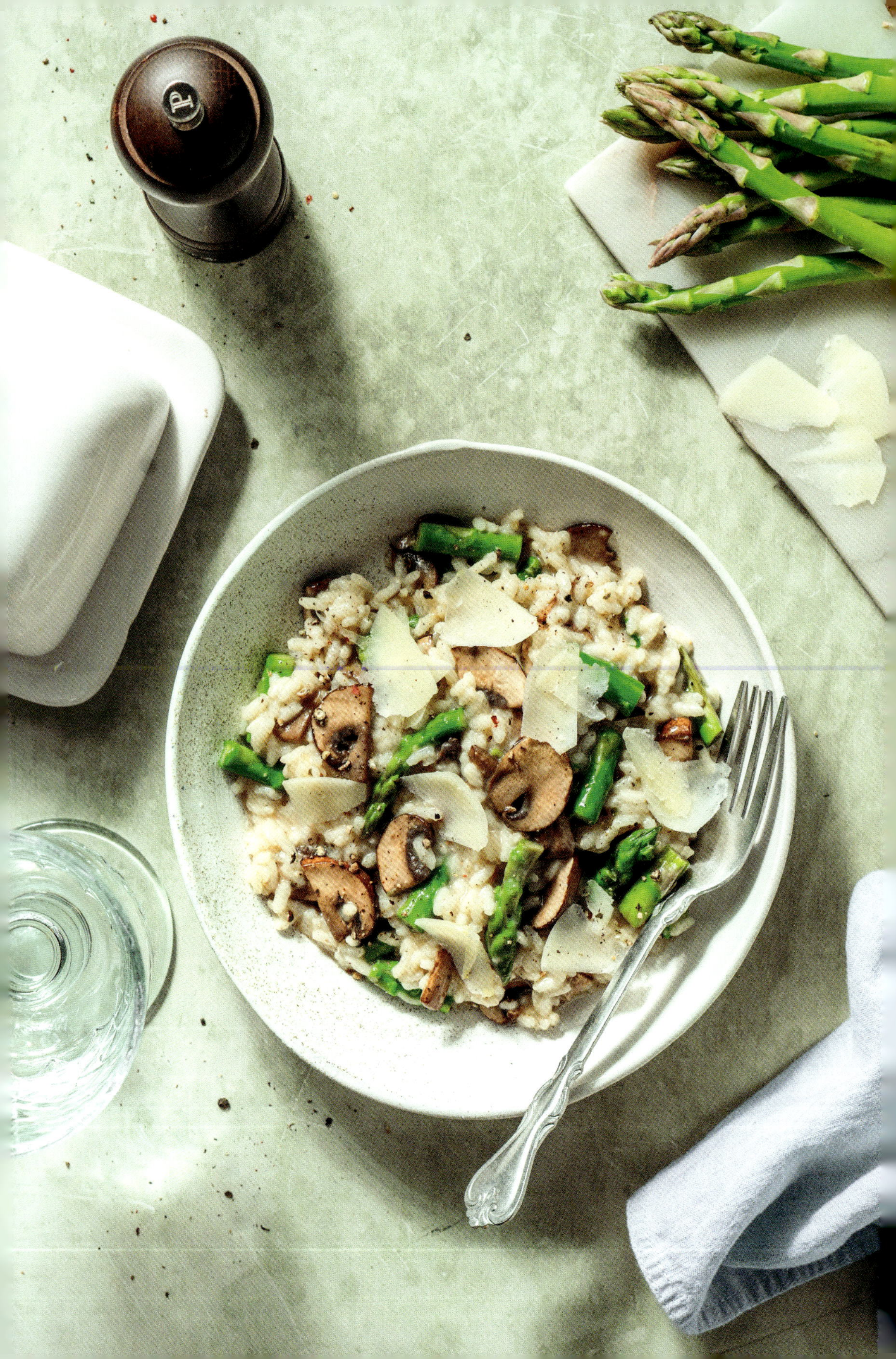

Risotto mit Champignons und Spargel

~ 570 kcal | Kohlenhydrate ●●● | Eiweiß ● | Fett ●●●

Für 1 Portion

200 ml Gemüsebrühe
80 g Champignons
4–5 grüne Spargelstangen
¼ Bund glatte Petersilie
1 EL Olivenöl
1 TL Butter
65 g Carnaroli-Reis
15 g Parmesan
Salz
Pfeffer

→ Die Gemüsebrühe in einem Topf erhitzen und warmhalten.

→ Die Champignons in Scheiben schneiden. Die Spargelstangen in mundgerechte Stücke schneiden. Die Petersilie fein hacken.

→ In einer Pfanne das Olivenöl erhitzen. Die Champignons darin anbraten, bis sie weich sind und ihre Flüssigkeit abgegeben haben. Den Spargel dazugeben und 2–3 Minuten mitgaren, bis er bissfest ist.

→ In einem mittelgroßen Topf die Butter bei mittlerer Hitze zerlassen. Den Reis hinzufügen und unter Rühren anschwitzen. Etwas warme Brühe hinzufügen und rühren, bis sie vollständig aufgenommen wurde. Den Vorgang mit der restlichen Brühe wiederholen und alles köcheln, bis der Reis gar, aber noch leicht bissfest ist.

→ Die gebratenen Champignons und den Spargel unter das Risotto heben. Den Parmesan reiben und einrühren. Mit Salz und Pfeffer abschmecken.

→ Mit Petersilie bestreuen und servieren.

Auberginen-Lasagne

~ 470 kcal | Kohlenhydrate ● | Eiweiß ●●● | Fett ●●●

Für 1 Portion

1 kleine Aubergine
Salz
½ mittelgroße Zwiebel
1 kleine Karotte
1 Stange Sellerie
1 Knoblauchzehe
1 EL Olivenöl, plus etwas mehr zum Einfetten der Auflaufform
120 g Rinderhackfleisch
1 TL getrockneter Oregano
120 g geschälte Tomaten (aus der Dose)

→ Die Aubergine in 0,5 cm dicke Scheiben schneiden, salzen und 30 Minuten ziehen lassen, um überschüssige Feuchtigkeit zu entziehen.

→ Zwiebel, Karotte und Sellerie würfeln, Knoblauch hacken. Die Hälfte des Olivenöls in einem großen Topf erhitzen. Zwiebel und Knoblauch bei mittlerer Hitze 5 Minuten anbraten. Karotten und Sellerie hinzufügen und 5 Minuten mitbraten. Rinderhackfleisch und Oregano hinzufügen, mit Salz würzen und 6–8 Minuten braten. Die Tomaten zerdrücken und mit dem Fleisch vermengen. Die Sauce etwa 1 Stunde bei niedriger Hitze köcheln lassen, gelegentlich umrühren.

→ Währenddessen den Ofen auf 180 °C Ober-/Unterhitze vorheizen. Die Auberginenscheiben abspülen, abtrocknen und auf ein mit Backpapier belegtes Blech legen. Mit dem restlichen Olivenöl beträufeln und 25 Minuten backen, bis sie weich und leicht gebräunt sind.

→ Eine Auflaufform einfetten und mit der Hälfte der Auberginenscheiben auslegen. Die Hälfte der Fleischsauce darauf verteilen, dann die restlichen Auberginenscheiben und die restliche Sauce daraufgeben. Im Ofen 25–30 Minuten backen, bis die Oberfläche leicht gebräunt ist. Vor dem Servieren abkühlen lassen.

Glasnudeln mit Walnusspesto

~ 530 kcal | Kohlenhydrate ●●● | Eiweiß ● | Fett ●●●

Für 1 Portion

60 g Glasnudeln
100 g Blumenkohlröschen
15 g Parmesan
1 Knoblauchzehe
15 g Walnusskerne
1 geröstete rote Paprikaschote (aus dem Glas)
1 EL Olivenöl
Salz
Pfeffer

→ Den Backofen auf 200 °C (Ober-/Unterhitze) vorheizen.

→ Die Nudeln nach Packungsanweisung bissfest garen. Etwa 100 ml des Nudelkochwassers aufbewahren, bevor die Nudeln abgetropft werden.

→ Während die Nudeln kochen, die Blumenkohlröschen auf ein mit Backpapier ausgelegtes Blech legen und 15–20 Minuten rösten, bis sie weich und leicht gebräunt sind.

→ Den Parmesan reiben und die Knoblauchzehe schälen. In einem Mixer den Parmesan, die Knoblauchzehe, die Wallnüsse, die geröstete rote Paprikaschote und das Olivenöl zu einer glatten Masse verarbeiten.

→ In einer großen Schüssel die gekochten Nudeln mit dem gerösteten Blumenkohl und dem Walnusspesto vermischen, dabei nach Bedarf etwas Nudelkochwasser hinzufügen, um die Sauce zu lockern. Mit Salz und Pfeffer abschmecken.

Süßkartoffel-Grünkohl-Salat

~ 550 kcal | Kohlenhydrate ●●● | Eiweiß ● | Fett ●●●

Für 1 Portion

100 g Süßkartoffel
2 EL Olivenöl
130 g Grünkohl
15 g Mandeln
2 EL Apfelessig
1 TL Dijonsenf
Salz
Pfeffer

→ Den Backofen auf 200 °C (Ober-/Unterhitze) vorheizen.

→ Die Süßkartoffel schälen und in Würfel schneiden. Auf einem mit Backpapier ausgelegten Blech ausbreiten und mit der Hälfte des Olivenöls beträufeln. Die Süßkartoffelwürfel 20–25 Minuten auf mittlerer Schiene rösten, bis sie innen weich und außen goldgelb-knusprig sind.

→ Währenddessen die Grünkohlblätter vom Strunk entfernen und in kleine Stücke schneiden oder reißen. Die Mandeln grob hacken und mit dem Grünkohl in einer großen Schüssel vermengen.

→ Für das Dressing das restliche Olivenöl mit Apfelessig, Dijonsenf, Salz und Pfeffer verquirlen.

→ Die gerösteten Süßkartoffelwürfel unter den Grünkohl heben, das Dressing darübergießen und alles gut vermengen.

→ Den Salat sofort servieren.

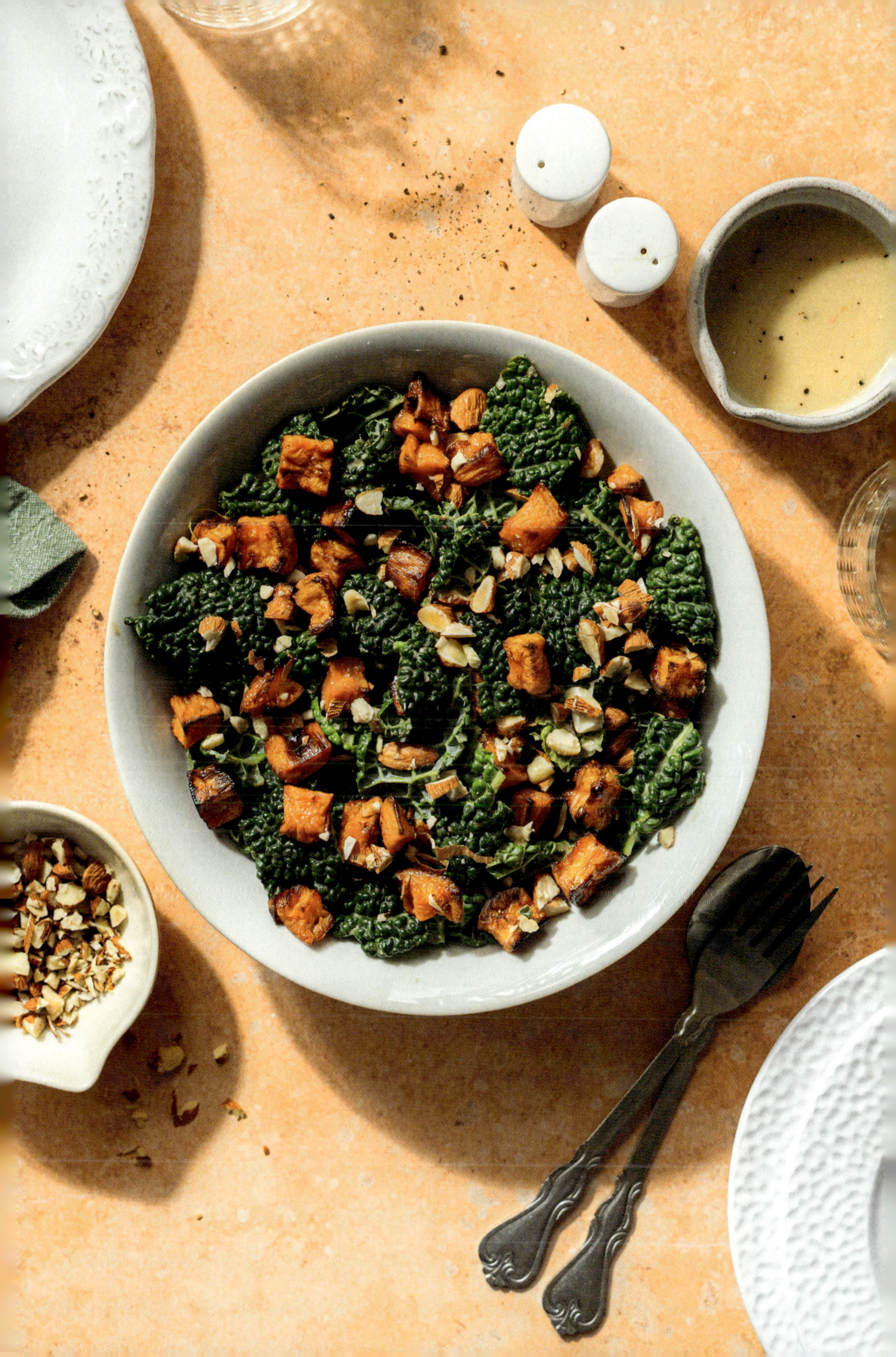

Gefüllte Paprikaschoten mit Joghurt und Hähnchen

~ 500 kcal | Kohlenhydrate ● | Eiweiß ●●● | Fett ●●

Für 1 Portion

2 große rote Paprika
1 kleine rote Zwiebel
½ Stange Sellerie
1 Bund Dill
1 Bund glatte Petersilie
1 EL Olivenöl
140 g Hähnchenbrustfilet
110 g fettarmer griechischer Joghurt (< 1 % Fett)
4 TL Zitronensaft
Salz
Pfeffer
2 große Kopfsalatblätter

→ Den Backofen auf 200 °C (Ober-/Unterhitze) vorheizen.

→ Den oberen Teil der Paprika als Deckel abschneiden und die Kerne und weißen Häute entfernen. Die Zwiebel schälen und fein würfeln. Den Sellerie und die Kräuter fein hacken.

→ In einer Pfanne das Olivenöl erhitzen und die Hähnchenbrust bei mittlerer Hitze etwa 3–5 Minuten pro Seite braten, bis das Fleisch durchgegart ist. Danach abkühlen lassen und grob zerkleinern.

→ In einer großen Schüssel die zerkleinerte Hähnchenbrust mit griechischem Joghurt, Zwiebel, Sellerie, Dill, Petersilie, Zitronensaft sowie Salz und Pfeffer gut vermengen.

→ Die Paprikaschoten mit der Joghurt-Hähnchenmischung füllen und den Paprikadeckel aufsetzen. Die gefüllten Paprikaschoten in eine ofenfeste Form geben und 20–25 Minuten backen, bis die Paprika weich sind und die Füllung an der Oberfläche leicht gebräunt ist.

→ Auf frischen Kopfsalatblättern servieren und genießen.

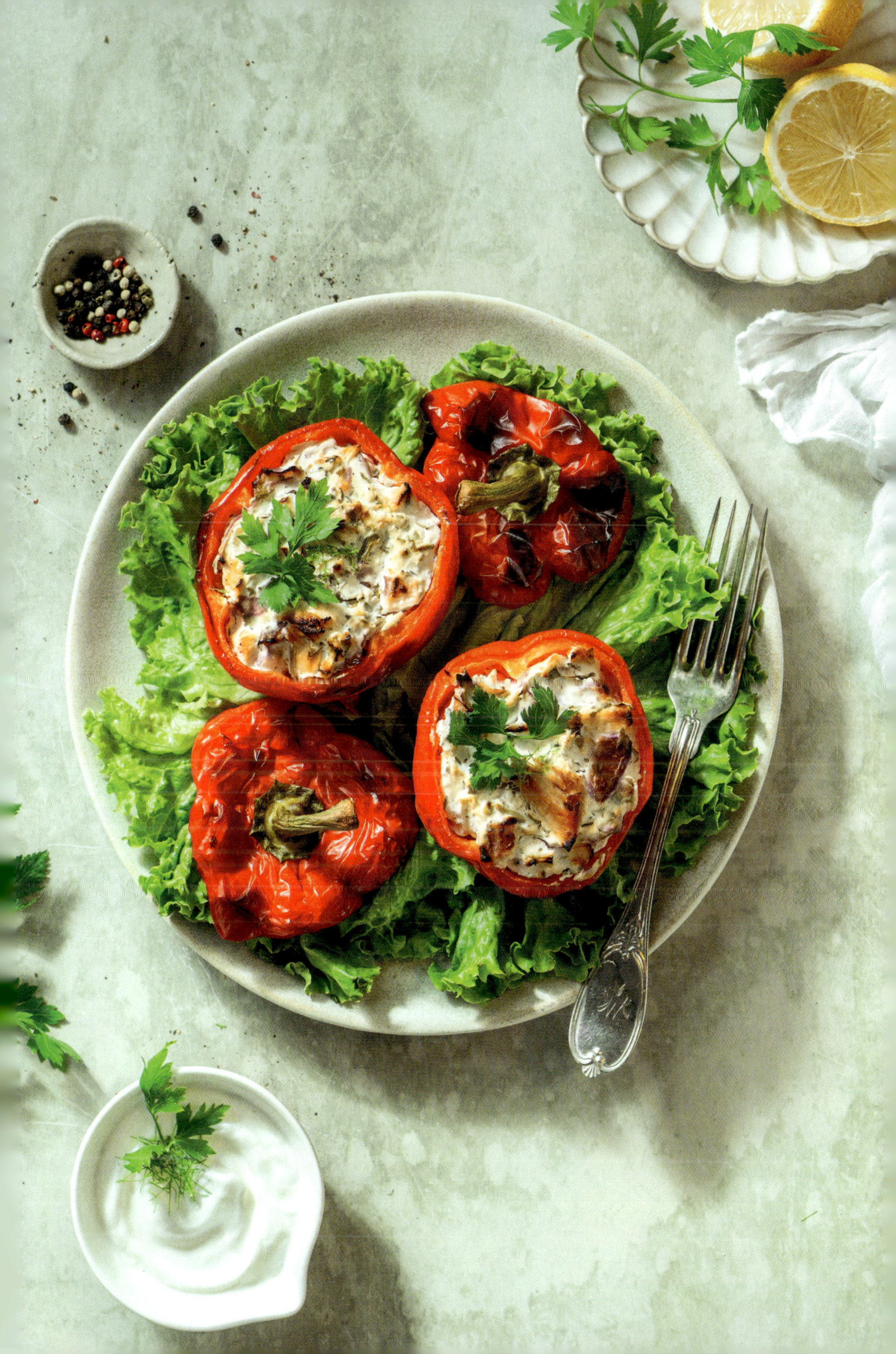

Pikanter Garnelen-Avocado-Salat

~ 380 kcal | Kohlenhydrate ● | Eiweiß ●●● | Fett ●●●

Für 1 Portion

½ Avocado
½ mittelgroße Tomate
½ mittelgroße Gurke
½ kleine rote Zwiebel
¼ Bund Koriander
8 große Garnelen, geschält und entdarmt
Saft von 1 Limette
1 EL Olivenöl
Salz
Pfeffer
½ TL Cayennepfeffer

→ Das Fruchtfleisch aus der Avocado lösen und in Würfel schneiden. Die Tomate und die Gurke ebenfalls würfeln und die rote Zwiebel schälen und in dünne Scheiben schneiden. Den Koriander grob hacken.

→ Eine beschichtete Pfanne auf mittlerer Stufe erhitzen. Die Garnelen 2–3 Minuten pro Seite braten, bis sie rosa und durchgegart sind. Vom Herd nehmen und beiseitestellen.

→ Für das Dressing in einer kleinen Schüssel Limettensaft, Olivenöl, Salz, Pfeffer und Cayennepfeffer verquirlen.

→ Das geschnittene Gemüse, den Koriander und die Garnelen in einer großen Schüssel vermengen. Das Dressing darübergießen und alles behutsam vermengen.

→ Den Salat sofort servieren.

Roastbeef-Salat-Wraps

~ 440 kcal | Kohlenhydrate ● | Eiweiß ●●● | Fett ●●

Für 1 Portion

1 Avocado
½ mittelgroße Gurke
1 mittelgroße Tomate
170 g Roastbeef
6 große Kopfsalatblätter

→ Das Fruchtfleisch aus der Avocado lösen und in dünne Scheiben schneiden. Die Gurke und die Tomate ebenfalls in dünne Scheiben schneiden. Das Roastbeef in ca. 1 cm breite Streifen schneiden.

→ Die Kopfsalatblätter flach auf einem Teller auslegen. Roastbeef, Avocado-, Gurken- und Tomatenscheiben gleichmäßig auf den Salatblättern verteilen. Die Salatblätter vorsichtig zu Wraps aufrollen und sofort servieren.

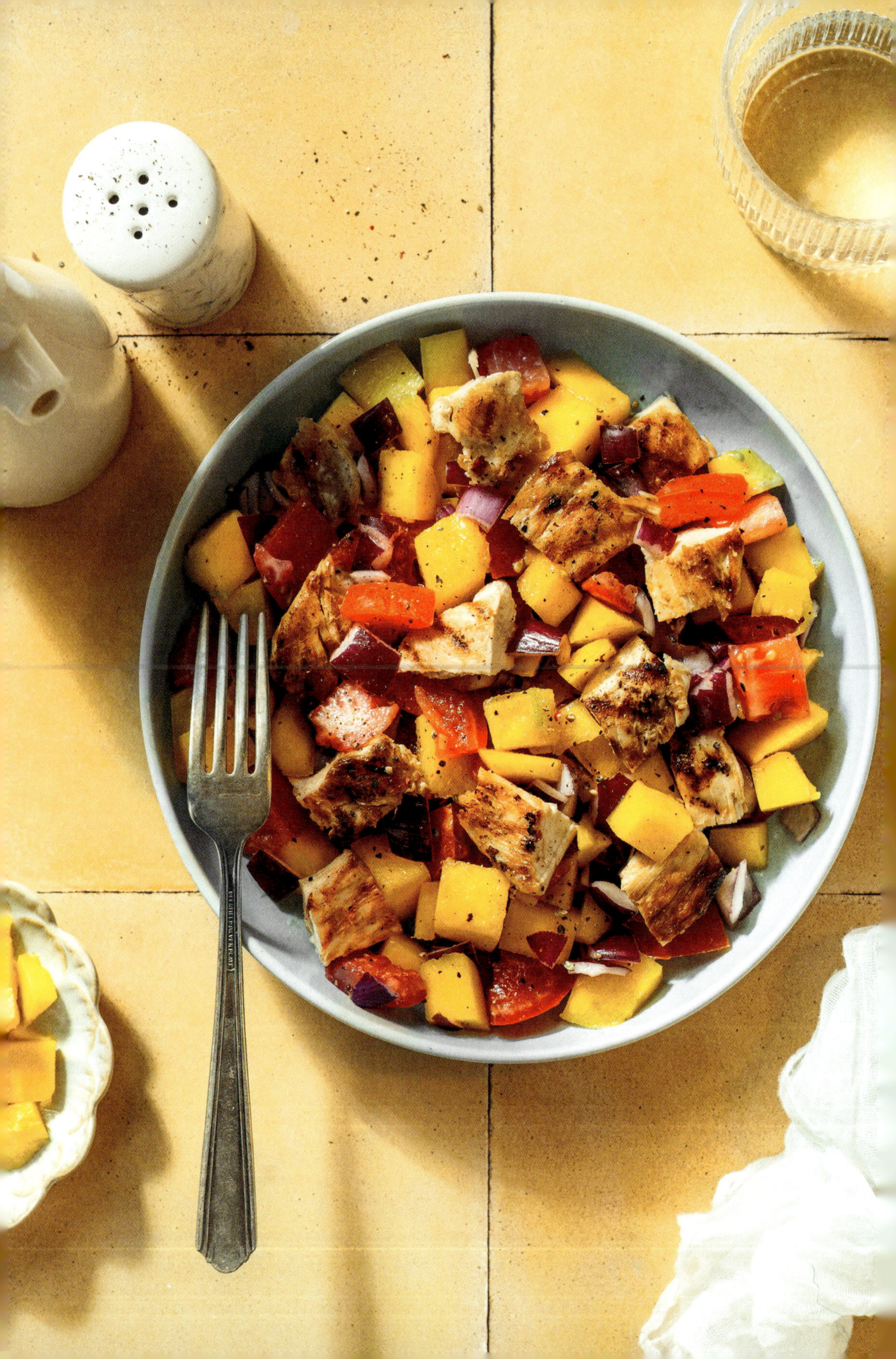

Hähnchen-Mango-Salat

~ 400 kcal | Kohlenhydrate ●● | Eiweiß ●●● | Fett ●●

Für 1 Portion

1 EL Olivenöl
110 g Hähnchenbrustfilet
Salz
Pfeffer
½ Mango
½ mittelgroße rote Zwiebel
1 kleine Tomate

→ Die Hälfte des Olivenöls in einer Grillpfanne erhitzen. Die Hähnchenbrust auf beiden Seiten mit Salz und Pfeffer würzen und etwa 3–5 Minuten pro Seite braten, bis sie durchgegart ist. Aus der Pfanne nehmen und kurz ruhen lassen.

→ In der Zwischenzeit die Mango schälen, das Fruchtfleisch vom Kern schneiden und würfeln. Die Zwiebel schälen und in feine Würfel schneiden, die Tomate ebenfalls würfeln.

→ Das gegrillte Hähnchen in mundgerechte Stücke schneiden. Hähnchen, Mango, Zwiebel und Tomate in einer Schüssel mit dem restlichen Olivenöl vermengen. Mit Salz und Pfeffer abschmecken.

→ Lauwarm oder gekühlt servieren.

Gebratenes Gemüse mit Quinoa und Hummus

~ 550 kcal | Kohlenhydrate ●●● | Eiweiß ● | Fett ●●●

Für 1 Portion

45 g Quinoa
40 g Süßkartoffel
1 kleine Rote Bete
1 kleine Karotte
90 g Brokkoliröschen
1 EL Olivenöl
Salz
Pfeffer
1 Knoblauchzehe
40 g Kichererbsen (aus dem Glas)
1 EL Tahini
1 EL Zitronensaft

→ Den Backofen auf 200 °C (Ober-/Unterhitze) vorheizen.

→ Die Quinoa in einem Sieb abspülen. In einem Topf mit 90 ml Wasser 15–20 Minuten köcheln lassen, bis das Wasser aufgenommen ist.

→ In der Zwischenzeit die Süßkartoffel und die Rote Bete schälen und in ca. 2 cm große Würfel schneiden. Die Karotte schälen und in dünne Scheiben schneiden. Den Brokkoli in mundgerechte Stücke zerteilen.

→ In einer Schüssel das Gemüse mit Olivenöl, Salz und Pfeffer vermengen. Auf einem mit Backpapier ausgelegten Blech verteilen und 20–25 Minuten im Ofen rösten, bis das Gemüse innen weich und außen knusprig ist. Nach der Hälfte der Zeit wenden.

→ Für den Hummus den Knoblauch schälen. Knoblauch, Kichererbsen, Tahini, Zitronensaft, Salz und Pfeffer in einem Mixer fein pürieren. Nach Bedarf etwas eiskaltes Wasser zugeben, bis eine cremige Konsistenz erreicht ist.

→ Die Quinoa und das geröstete Gemüse gemeinsam mit dem Hummus in einer Schüssel anrichten und sofort warm servieren.

Spaghettikürbis mit Tomaten-Basilikum-Sauce

~ 250 kcal | Kohlenhydrate ●● | Eiweiß ● | Fett ●●

Für 1 Portion

1 kleiner Spaghettikürbis (ca. 500 g)
1 EL Olivenöl
Salz
Pfeffer
2 große Tomaten
1 Knoblauchzehe
8–10 Basilikumblätter

→ Den Backofen auf 190 °C (Ober-/Unterhitze) vorheizen.

→ Den Spaghettikürbis der Länge nach halbieren und die Kerne mit einem Löffel herauskratzen. Die Schnittflächen des Kürbisses mit der Hälfte des Olivenöls bestreichen und mit Salz und Pfeffer würzen. Die Hälften mit der Schnittfläche nach unten auf ein mit Backpapier ausgelegtes Blech legen. Im Ofen 30–40 Minuten rösten, bis das Fruchtfleisch weich ist.

→ In der Zwischenzeit die Tomaten in kleine Würfel schneiden. Den Knoblauch schälen und fein hacken.

→ In einer Pfanne das restliche Olivenöl auf mittlerer Stufe erhitzen. Den Knoblauch darin 1–2 Minuten anbraten, bis er duftet. Die Tomatenwürfel hinzufügen und 5–7 Minuten köcheln lassen, bis eine Sauce entsteht.

→ Die Basilikumblätter grob hacken und unter die Sauce rühren. Mit Salz und Pfeffer abschmecken.

→ Den Spaghettikürbis aus dem Ofen nehmen und das Fruchtfleisch mit einer Gabel herauskratzen, sodass spaghettiartige Stränge entstehen.

→ Die Kürbisspaghetti mit der Tomaten-Basilikum-Sauce anrichten.

Zucca Ripiena

~ 530 kcal | Kohlenhydrate ●●● | Eiweiß ●● | Fett ●●●

Für 1 Portion

1 kleiner Kürbis (z. B. Hokkaido oder Butternuss)
2 Knoblauchzehen
6–8 Kirschtomaten
2 EL schwarze Oliven, entsteint
40 g weiße Bohnen (aus dem Glas)
40 g Kichererbsen (aus dem Glas)
2 EL Olivenöl
1 TL getrockneter Thymian
1 TL getrockneter Oregano
1 TL getrockneter Rosmarin
Salz
Pfeffer

→ Den Backofen auf 180 °C (Ober-/Unterhitze) vorheizen.

→ Den oberen Teil des Kürbisses als Deckel abschneiden. Die Kerne und das faserige Fruchtfleisch sorgfältig mit einem Löffel herauskratzen. Den Knoblauch schälen und fein hacken, die Kirschtomaten halbieren.

→ Für die Füllung Knoblauch, Tomaten, schwarze Oliven, weiße Bohnen, Kichererbsen, Olivenöl sowie Thymian, Oregano, Rosmarin, Salz und Pfeffer in einer Schüssel gut vermengen.

→ Die Füllung in den ausgehöhlten Kürbis geben und mit dem Kürbisdeckel verschließen. Den Kürbis in eine Auflaufform setzen und im vorgeheizten Ofen etwa 1 Stunde backen, bis er weich ist. Der Kürbis ist gar, wenn sich das Fruchtfleisch mit einer Gabel leicht einstechen lässt.

→ Anschließend aus dem Ofen nehmen, einige Minuten abkühlen lassen und servieren.

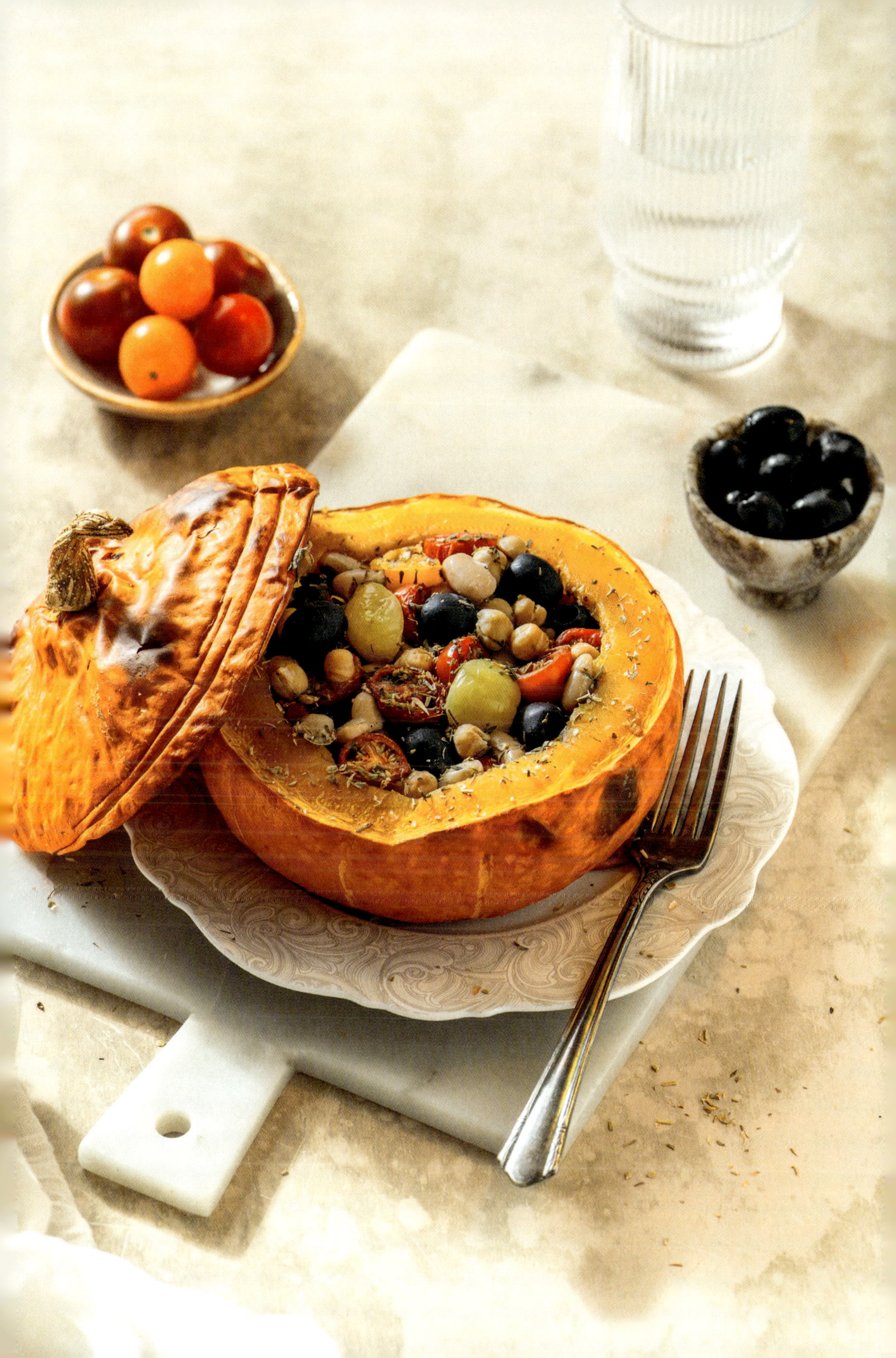

Thunfisch-Poke-Schüssel

~ 630 kcal | Kohlenhydrate ●●● | Eiweiß ●●● | Fett ●●●

Für 1 Portion

50 g Sushi-Reis
½ Avocado
½ mittelgroße Gurke
1 Frühlingszwiebel
1 kleine Dose Thunfisch in Wasser (80 g)
1 Knoblauchzehe
1 EL Sojasauce
1 EL Reisessig
1 TL Honig oder Ahornsirup
1 TL Sesamöl
1 TL Sesamsamen

→ Den Sushi-Reis mehrmals in kaltem Wasser waschen, bis das Wasser klar bleibt. Anschließend abtropfen lassen. Den Reis mit 60 ml Wasser in einen Topf geben und zum Kochen bringen. Die Hitze reduzieren, den Topf abdecken und den Reis 15–20 Minuten köcheln lassen, bis das Wasser vollständig aufgenommen und der Reis weich ist. Den Topf vom Herd nehmen und den Reis zugedeckt weitere 10 Minuten ruhen lassen.

→ In der Zwischenzeit das Fruchtfleisch aus der Avocado lösen und in Würfel schneiden. Die Gurke ebenfalls würfeln. Die Frühlingszwiebel in feine Streifen schneiden. Den Thunfisch abtropfen lassen und mit einer Gabel vorsichtig in Flocken zerteilen.

→ Für das Dressing den Knoblauch schälen und fein hacken und mit Sojasauce, Reisessig, Honig sowie Sesamöl in einer kleinen Schüssel verquirlen.

→ Thunfisch, Avocado, Gurke und Frühlingszwiebel in einer Schüssel vorsichtig miteinander vermengen. Das Dressing über die Thunfischmischung geben und behutsam unterheben, sodass die Zutaten ihre Form behalten.

→ Den Reis in eine Schüssel geben und die Thunfischmischung darauf anrichten. Mit Sesamsamen bestreuen und sofort servieren.

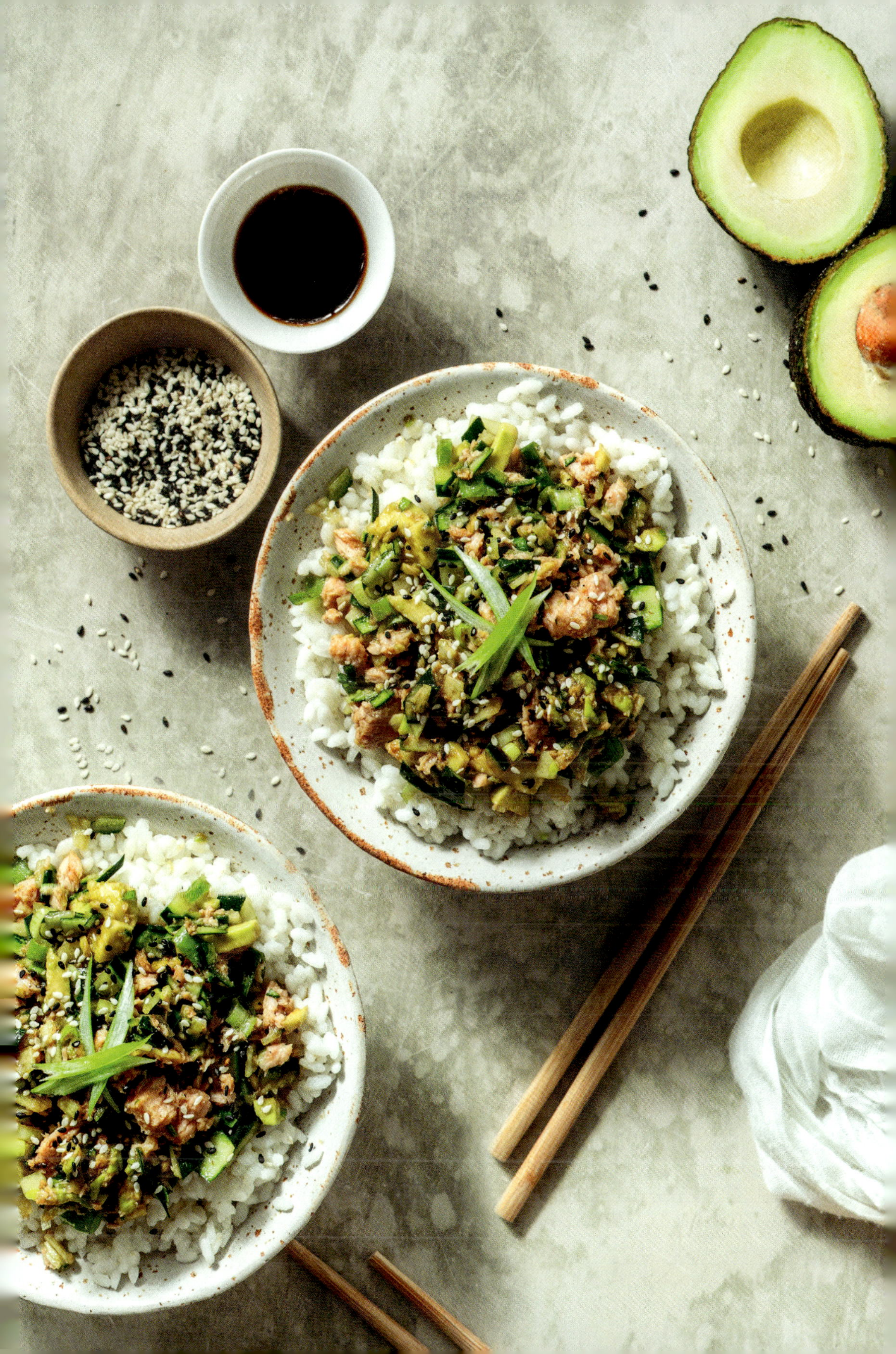

Mandelmehl-Cracker

~ 400 kcal | Kohlenhydrate ● | Eiweiß ●● | Fett ●●●

Für 2 Portionen

100 g Mandelmehl
2 EL geschrotete Leinsamen
Salz
1 EL Olivenöl

→ Den Backofen auf 170 °C (Ober-/Unterhitze) vorheizen.

→ Das Mandelmehl, die geschroteten Leinsamen und eine Prise Salz in einer Rührschüssel mischen. Das Olivenöl hinzufügen und etwa 100 ml kaltes Wasser in die Mischung einarbeiten, bis ein glatter, formbarer Teig entsteht.

→ Den Teig zwischen zwei Backpapierbögen ausrollen, bis er etwa 3 mm dick ist. Mit einem Pizzaschneider oder einem scharfen Messer in kleine, quadratische Cracker schneiden.

→ Die Cracker mit genügend Abstand zueinander auf ein mit Backpapier ausgelegtes Blech legen und 10–12 Minuten im Ofen backen, bis die Cracker goldbraun sind.

→ Vor dem Verzehr vollständig abkühlen und aushärten lassen.

TIPP

Die Mandelmehl-Cracker passen beispielsweise hervorragend zu Dips wie Muhammara (Seite 151), Guacamole oder Tsatsiki (Seite 152).

Muhammara

~ 430 kcal | Kohlenhydrate ●●● | Eiweiß ● | Fett ●●●

Für 1 Portion

½ mittelgroße rote Paprika
25 g Walnusskerne
1 EL Olivenöl
½ EL Granatapfelmelasse
15 g Semmelbrösel
Salz
Pfeffer

→ Den Backofen auf 200 °C (Ober-/Unterhitze) vorheizen.

→ Die Paprika halbieren, entkernen und mit der Schnittfläche nach unten auf ein mit Backpapier ausgelegtes Blech legen. 15–20 Minuten im Ofen rösten, bis die Schale leicht verkohlt ist. Anschließend vollständig abkühlen lassen und die verkohlte Schale weitgehend entfernen.

→ Die Walnüsse in einem Mixer grob mahlen. Die Paprika, das Olivenöl und die Granatapfelmelasse zugeben und weiterpürieren, bis eine cremige Masse entsteht. Die Semmelbrösel hinzufügen und erneut pürieren, bis sie vollständig eingearbeitet sind. Mit Salz und Pfeffer abschmecken.

TIPP

Servieren Sie die Muhammara mit Fladenbrot, Crackern oder Gemüsesticks.

Guacamole mit Karottensticks

~ 250 kcal | Kohlenhydrate ●● | Eiweiß ● | Fett ●●

Für 1 Portion

1 mittelgroße Avocado
½ kleine rote Zwiebel
½ mittelgroße Tomate
¼ Bund Koriander
1 EL Limettensaft
Salz, Pfeffer
3 mittelgroße Karotten

→ Das Fruchtfleisch aus der Avocado lösen und in einer kleinen Schüssel mit einer Gabel zerdrücken.

→ Die rote Zwiebel schälen und würfeln, ebenso die Tomate würfeln. Die Korianderblätter fein hacken. Rote Zwiebel, Tomate und Koriander zur Avocado geben. Mit Limettensaft, Salz und Pfeffer abschmecken.

→ Die Karotten schälen, in Stifte schneiden und mit der Guacamole servieren.

Tsatsiki mit Gemüsesticks

~ 280 kcal | Kohlenhydrate ●● | Eiweiß ● | Fett ●●

Für 1 Portion

1 kleine Gurke
1 Knoblauchzehe
8–10 Minzblätter
110 g fettarmer griechischer Joghurt (< 1 % Fett)
1 EL getrockneter Dill
1 EL Olivenöl
1 TL Zitronensaft
Salz, Pfeffer
½ mittelgroße grüne Paprika
1 kleine Karotte

→ Die Gurke reiben und die Flüssigkeit in einem Sieb abtropfen lassen. Den Knoblauch schälen und fein hacken. Ebenso die Minze fein hacken.

→ In einer Schüssel griechischen Joghurt, Gurke, Knoblauch, Minze, Dill, Olivenöl und Zitronensaft vermengen. Mit Salz und Pfeffer abschmecken. Gut umrühren und 30 Minuten in den Kühlschrank stellen.

→ In der Zwischenzeit die grüne Paprika und die Karotte in Stifte schneiden. Das Tsatsiki mit den Gemüsesticks zum Dippen servieren.

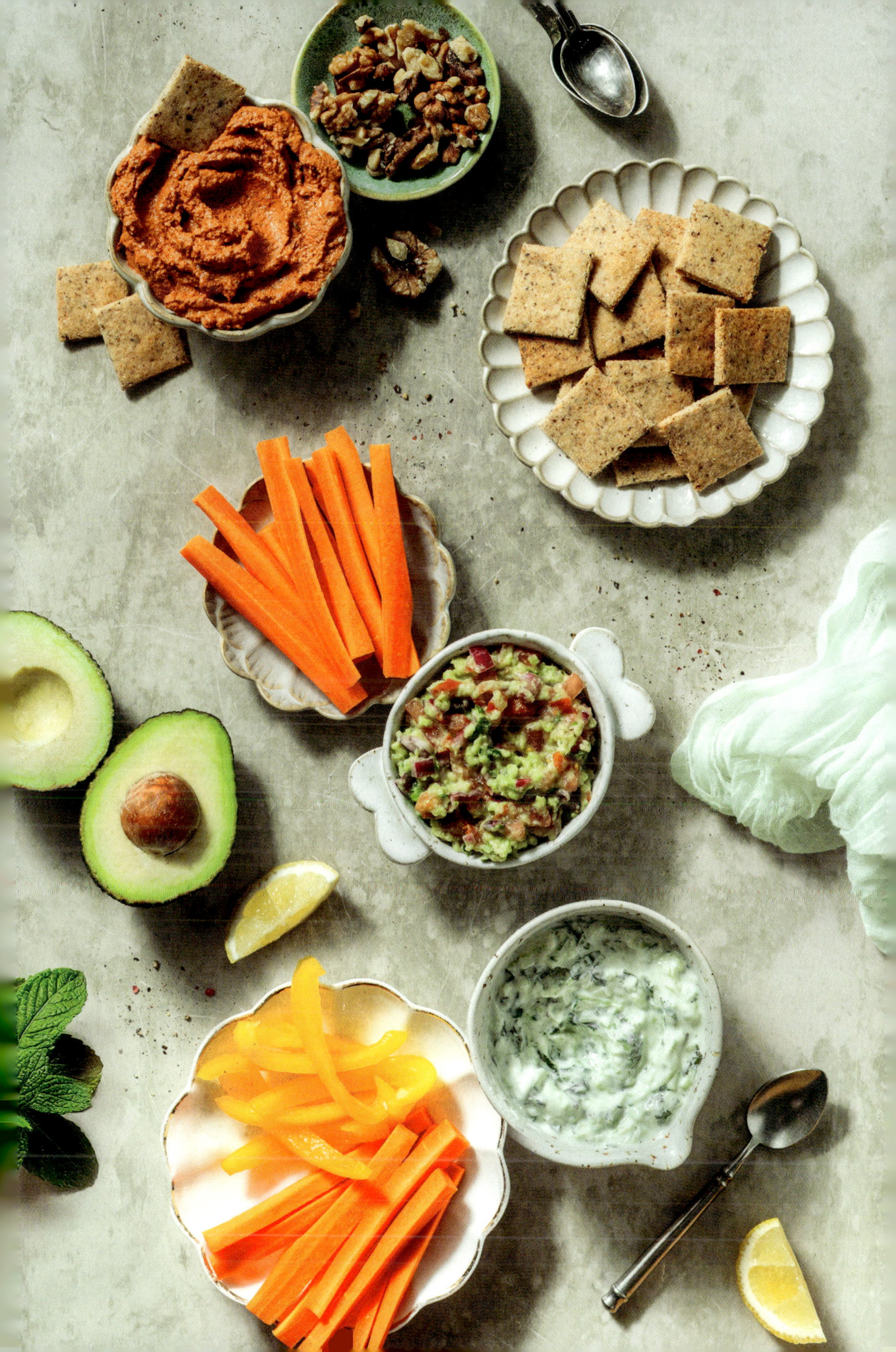

Grünkohl-Chips

~ 150 kcal | Kohlenhydrate ● | Eiweiß ● | Fett ●●

Für 1 Portion

70 g Grünkohl
1 EL Olivenöl
Grobes Meersalz

→ Den Backofen auf 180 °C (Ober-/Unterhitze) vorheizen.

→ Die Grünkohlblätter von den Strünken entfernen und in mundgerechte Stücke reißen. In eine Schüssel geben und mit Olivenöl beträufeln. Das Öl mit den Händen sorgfältig in die Blätter einmassieren.

→ Die Grünkohlstücke in einer einzigen Schicht auf einem mit Backpapier ausgelegten Blech verteilen. Im vorgeheizten Ofen 10–15 Minuten backen, bis der Grünkohl knusprig und an den Rändern leicht gebräunt ist.

→ Aus dem Ofen nehmen und sofort salzen. Vor dem Verzehr etwas abkühlen lassen.

Knusprige Tofuwürfel

~ 350 kcal | Kohlenhydrate ● | Eiweiß ●●● | Fett ●●●

Für 1 Portion

150 g fester Tofu
1 EL Sojasauce
1 EL Olivenöl

TIPP

Die knusprigen Tofuwürfel eignen sich auch hervorragend als Beilage zu einer Gemüsepfanne oder einem Salat.

→ Den Backofen auf 200 °C (Ober-/Unterhitze) vorheizen.

→ Den Tofu gut abtropfen lassen und zwischen Küchenpapier oder in einem sauberen Tuch pressen, um überschüssige Flüssigkeit zu entfernen. Anschließend den Tofu in mundgerechte Würfel schneiden.

→ In einer Schüssel Sojasauce und Olivenöl vermischen. Die Tofuwürfel in der Sojasauce-Öl-Mischung wenden, bis sie gleichmäßig bedeckt sind. Auf ein mit Backpapier ausgelegtes Blech legen und 25–30 Minuten backen, bis der Tofu goldbraun und knusprig ist.

Frischer Obstsalat mit Honig und Minze

~ 140 kcal | Kohlenhydrate ●● | Eiweiß ● | Fett ●

Für 1 Portion

1 Pfirsich
5–6 Erdbeeren
1 kleine Scheibe Wassermelone
8–10 grüne Trauben
4–5 Minzblätter
1 EL Honig oder Ahornsirup

→ Den Pfirsich, die Erdbeeren und die Wassermelone in kleine, mundgerechte Stücke schneiden. Die Trauben ggf. halbieren.

→ Die Minze fein hacken und in einer Schüssel mit dem Obst vermischen. Mit Honig beträufeln und genießen.

Apfelschnitze mit Honig und Zimt

~ 135 kcal | Kohlenhydrate ●● | Eiweiß ● | Fett ●

Für 1 Portion

1 kleiner Apfel
1 TL Honig oder Ahornsirup
1 TL Zimt

→ Den Apfel entkernen und in dünne Spalten schneiden.

→ In einer kleinen Schüssel Honig und Zimt verrühren.

→ Die Apfelspalten zur Hälfte in die Honig-Zimt-Mischung tauchen und auf einem Teller anrichten.

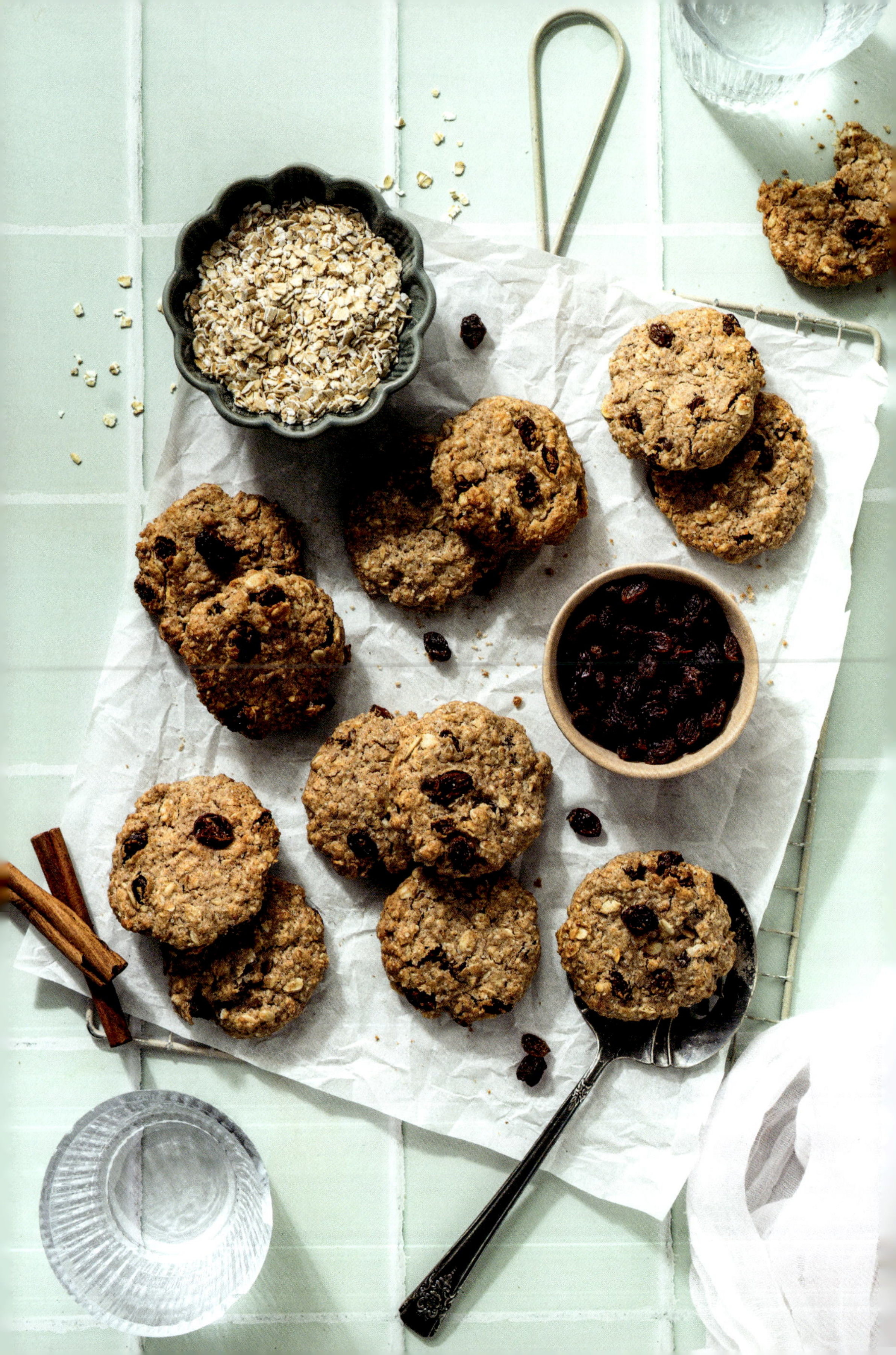

Haferkekse mit Rosinen

~ 220 kcal | Kohlenhydrate ●●● | Eiweiß ● | Fett ●●

Für 8 Portionen

160 g Weizenvollkornmehl
80 g Haferflocken
60 g Rosinen
1 TL Zimt
60 g Butter
60 g brauner Zucker
1 Ei (Größe M)

→ Den Backofen auf 180 °C (Ober-/Unterhitze) vorheizen.

→ In einer Rührschüssel Vollkornmehl, Haferflocken, Rosinen und Zimt vermischen.

→ In einer zweiten Schüssel die weiche Butter mit dem braunen Zucker schaumig schlagen. Das Ei dazugeben und sorgfältig einarbeiten.

→ Die trockenen Zutaten zu den feuchten Zutaten geben und verrühren, bis sie sich gerade so verbinden.

→ Den Teig zu 6–8 Kugeln formen und mit genügend Abstand zueinander auf ein mit Backpapier ausgelegtes Blech legen. Die Kekse 10–12 Minuten backen, bis sie goldbraun sind.

→ Die Kekse aus dem Ofen nehmen und auf einem Gitterrost abkühlen lassen.

Quellen

1. WHO. Obesity and overweight. 2024.
2. Wilding JPH, Batterham RL, Davies M, et al. Weight regain and cardiometabolic effects after withdrawal of semaglutide: The STEP 1 trial extension. Diabetes Obes Metab 2022;24(8):1553-1564. DOI: 10.1111/dom.14725.
3. Franz MJ, VanWormer JJ, Crain AL, et al. Weight-loss outcomes: a systematic review and meta-analysis of weight-loss clinical trials with a minimum 1-year follow-up. J Am Diet Assoc 2007;107(10):1755-67. DOI: 10.1016/j.jada.2007.07.017.
4. Nordmo M, Danielsen YS, Nordmo M. The challenge of keeping it off, a descriptive systematic review of high-quality, follow-up studies of obesity treatments. Obes Rev 2020;21(1):e12949. DOI: 10.1111/obr.12949.
5. Hinte LC, Castellano-Castillo D, Ghosh A, et al. Adipose tissue retains an epigenetic memory of obesity after weight loss. Nature 2024;636(8042):457-465. DOI: 10.1038/s41586-024-08165-7.
6. Courcoulas AP, Patti ME, Hu B, et al. Long-Term Outcomes of Medical Management vs Bariatric Surgery in Type 2 Diabetes. JAMA 2024;331(8):654-664. DOI: 10.1001/jama.2024.0318.
7. O'Brien PE, Hindle A, Brennan L, et al. Long-Term Outcomes After Bariatric Surgery: a Systematic Review and Meta-analysis of Weight Loss at 10 or More Years for All Bariatric Procedures and a Single-Centre Review of 20-Year Outcomes After Adjustable Gastric Banding. Obes Surg 2019;29(1):3-14. DOI: 10.1007/s11695-018-3525-0.
8. van der Heijden AA, Hu FB, Rimm EB, van Dam RM. A prospective study of breakfast consumption and weight gain among U.S. men. Obesity (Silver Spring) 2007;15(10):2463-9. DOI: 10.1038/oby.2007.292.
9. Horikawa C, Kodama S, Yachi Y, et al. Skipping breakfast and prevalence of overweight and obesity in Asian and Pacific regions: a meta-analysis. Prev Med 2011;53(4-5):260-7. DOI: 10.1016/j.ypmed.2011.08.030.
10. Mesas AE, Munoz-Pareja M, Lopez-Garcia E, Rodriguez-Artalejo F. Selected eating behaviours and excess body weight: a systematic review. Obes Rev 2012;13(2):106-35. DOI: 10.1111/j.1467-789X.2011.00936.x.
11. Deshmukh-Taskar P, Nicklas TA, Radcliffe JD, O'Neil CE, Liu Y. The relationship of breakfast skipping and type of breakfast consumed with overweight/obesity, abdominal obesity, other cardiometabolic risk factors and the metabolic syndrome in young adults. The National Health and Nutrition Examination Survey (NHANES): 1999-2006. Public Health Nutr 2013;16(11):2073-82. DOI: 10.1017/S1368980012004296.
12. Wyatt HR, Grunwald GK, Mosca CL, Klem ML, Wing RR, Hill JO. Long-term weight loss and breakfast in subjects in the National Weight Control Registry. Obes Res 2002;10(2):78-82. DOI: 10.1038/oby.2002.13.
13. Gorin AA, Lenz EM, Cornelius T, Huedo-Medina T, Wojtanowski AC, Foster GD. Randomized Controlled Trial Examining the Ripple Effect of a Nationally Available Weight Management Program on Untreated Spouses. Obesity (Silver Spring) 2018;26(3):499-504. DOI: 10.1002/oby.22098.
14. Voils CI, Shaw R, Adler R, et al. Protocol for Partner2Lose: A randomized controlled trial to evaluate partner involvement on long-term weight loss. Contemp Clin Trials 2020;96:106092. DOI: 10.1016/j.cct.2020.106092.
15. Macht M. How emotions affect eating: a five-way model. Appetite 2008;50(1):1-11. DOI: 10.1016/j.appet.2007.07.002.
16. Fothergill E, Guo J, Howard L, et al. Persistent metabolic adaptation 6 years after *The Biggest Loser* competition. Obesity (Silver Spring) 2016;24(8):1612-9. DOI: 10.1002/oby.21538.
17. Younossi ZM, Stepanova M, Ong J, et al. Nonalcoholic Steatohepatitis Is the Most Rapidly Increasing Indication for Liver Transplantation in the United States. Clin Gastroenterol Hepatol 2021;19(3):580-589 e5. DOI: 10.1016/j.cgh.2020.05.064.
18. European Association for the Study of the L, European Association for the Study of D, European Association for the Study of O. EASL-EASD-EASO Clinical Practice Guidelines on the management of metabolic dysfunction-associated steatotic liver disease (MASLD). J Hepatol 2024;81(3):492-542. DOI: 10.1016/j.jhep.2024.04.031.
19. Younossi ZM, Golabi P, Paik JM, Henry A, Van Dongen C, Henry L. The global epidemiology of nonalcoholic fatty liver disease (NAFLD) and nonalcoholic steatohepatitis (NASH): a systematic review. Hepatology 2023;77(4):1335-1347. DOI: 10.1097/HEP.0000000000000004.
20. Peregrin T. The new frontier of nutrition science: Nutrigenomics. J Am Diet Assoc 2001;101 (11): 1306. DOI:10.1016/S0002-8223(01)00309-1
21. Crittenden AN, Schnorr SL. Current views on hunter-gatherer nutrition and the evolution of the human diet. Am J Phys Anthropol 2017;162 Suppl 63:84-109. DOI: 10.1002/ajpa.23148.
22. Hofmanova Z, Kreutzer S, Hellenthal G, et al. Early farmers from across Europe directly descended from Neolithic Aegeans. Proc Natl Acad Sci U S A 2016;113(25):6886-91. DOI: 10.1073/pnas.1523951113.
23. Hindy G, Mollet IG, Rukh G, Ericson U, Orho-Melander M. Several type 2 diabetes-associated variants in genes annotated to WNT signaling interact with dietary fiber in relation to incidence of type 2 diabetes. Genes Nutr 2016;11:6. DOI: 10.1186/s12263-016-0524-4.
24. Hindy G, Sonestedt E, Ericson U, et al. Role of TCF7L2 risk variant and dietary fibre intake on incident type 2 diabetes. Diabetologia 2012;55(10):2646-2654. DOI: 10.1007/s00125-012-2634-x.
25. Fisher E, Boeing H, Fritsche A, Doering F, Joost HG, Schulze MB. Whole-grain consumption and transcription factor-7-like 2 (TCF7L2) rs7903146: gene-diet interaction in modulating type 2 diabetes risk. Br J Nutr 2009;101(4):478-81. DOI: 10.1017/S0007114508020369.
26 Huang T, Qi Q, Li Y, et al. FTO genotype, dietary protein, and change in appetite: the Preventing Overweight Using Novel Dietary Strategies trial. Am J Clin Nutr 2014;99(5):1126-30. DOI: 10.3945/ajcn.113.082164.
27. Merritt DC, Jamnik J, El-Sohemy A. FTO genotype, dietary protein intake, and body weight in a multiethnic population of young adults: a cross-sectional study. Genes Nutr 2018;13:4. DOI: 10.1186/s12263-018-0593-7.
28. Wade J, Milner J, Krondl M. Evidence for a physiological regulation of food selection and nutrient intake in twins. Am J Clin Nutr 1981;34(2):143-7. DOI: 10.1093/ajcn/34.2.143.
29. de Castro JM. Heritability of diurnal changes in food intake in free-living humans. Nutrition 2001;17(9):713-20. DOI: 10.1016/s0899-9007(01)00611-6.

30. Hasselbalch AL, Heitmann BL, Kyvik KO, Sorensen TI. Studies of twins indicate that genetics influence dietary intake. J Nutr 2008;138(12):2406-12. DOI: 10.3945/jn.108.087668.

31. Meddens SFW, de Vlaming R, Bowers P, et al. Genomic analysis of diet composition finds novel loci and associations with health and lifestyle. Mol Psychiatry 2021;26(6):2056-2069. DOI: 10.1038/s41380-020-0697-5.

32. de Luis DA, Izaola O, de la Fuente B, Primo D, Romero E. Role of Fatty Acid-Binding Protein 2 Ala54Thr Genotype on Weight Loss and Cardiovascular Risk Factors after a High-Protein/Low-Carbohydrate versus a Standard Hypocaloric Diet during 9 Months. Ann Nutr Metab 2015;67(2):81-6. DOI: 10.1159/000438947.

33. Brouns F. Overweight and diabetes prevention: is a low-carbohydrate-high-fat diet recommendable? Eur J Nutr 2018;57(4):1301-1312. DOI: 10.1007/s00394-018-1636-y.

34. Chu AY, Workalemahu T, Paynter NP, et al. Novel locus including FGF21 is associated with dietary macronutrient intake. Hum Mol Genet 2013;22(9):1895-902. DOI: 10.1093/hmg/ddt032.

35. Aronica L, Volek J, Poff A, D'Agostino D P. Genetic variants for personalised management of very low carbohydrate ketogenic diets. BMJ Nutr Prev Health 2020;3(2):363-373. DOI: 10.1136/bmjnph-2020-000167.

36. Galbete C, Toledo E, Martinez-Gonzalez MA, Martinez JA, Guillen-Grima F, Marti A. Pro12Ala variant of the PPARG2 gene increases body mass index: An updated meta-analysis encompassing 49,092 subjects. Obesity (Silver Spring) 2013;21(7):1486-95. DOI: 10.1002/oby.20150.

37. Kossoff EH, Zupec-Kania BA, Auvin S, et al. Optimal clinical management of children receiving dietary therapies for epilepsy: Updated recommendations of the International Ketogenic Diet Study Group. Epilepsia Open 2018;3(2):175-192. DOI: 10.1002/epi4.12225.

38. Peterman MG. The ketogenic diet. JAMA 1928;90(18):1427-1429. DOI: 10.1001/jama.1928.02690450007003.

39. Hallberg SJ, McKenzie AL, Williams PT, et al. Author Correction: Effectiveness and Safety of a Novel Care Model for the Management of Type 2 Diabetes at 1 Year: An Open-Label, Non-Randomized, Controlled Study. Diabetes Ther 2018;9(2):613-621. DOI: 10.1007/s13300-018-0386-4.

40. Saslow LR, Daubenmier JJ, Moskowitz JT, et al. Twelve-month outcomes of a randomized trial of a moderate-carbohydrate versus very low-carbohydrate diet in overweight adults with type 2 diabetes mellitus or prediabetes. Nutr Diabetes 2017;7(12):304. DOI: 10.1038/s41387-017-0006-9.

41. Ludwig DS, Willett WC, Volek JS, Neuhouser ML. Dietary fat: From foe to friend? Science 2018;362(6416):764-770. DOI: 10.1126/science.aau2096.

42. Athinarayanan SJ, Adams RN, Hallberg SJ, et al. Long-Term Effects of a Novel Continuous Remote Care Intervention Including Nutritional Ketosis for the Management of Type 2 Diabetes: A 2-Year Non-randomized Clinical Trial. Front Endocrinol (Lausanne) 2019;10:348. DOI: 10.3389/fendo.2019.00348.

43. Westman EC, Feinman RD, Mavropoulos JC, et al. Low-carbohydrate nutrition and metabolism. Am J Clin Nutr 2007;86(2):276-84. DOI: 10.1093/ajcn/86.2.276.

44. Ruano G, Windemuth A, Kocherla M, et al. Physiogenomic analysis of weight loss induced by dietary carbohydrate restriction. Nutr Metab (Lond) 2006;3:20. DOI: 10.1186/1743-7075-3-20.

45. Seidelmann SB, Claggett B, Cheng S, et al. Dietary carbohydrate intake and mortality: a prospective cohort study and meta-analysis. Lancet Public Health 2018;3(9):e419-e428. DOI: 10.1016/S2468-2667(18)30135-X.

46. Morrill SJ, Gibas KJ. Ketogenic diet rescues cognition in ApoE4+ patient with mild Alzheimer's disease: A case study. Diabetes Metab Syndr 2019;13(2):1187-1191. DOI: 10.1016/j.dsx.2019.01.035.

47. Nagpal R, Neth BJ, Wang S, Craft S, Yadav H. Modified Mediterranean-ketogenic diet modulates gut microbiome and short-chain fatty acids in association with Alzheimer's disease markers in subjects with mild cognitive impairment. EBioMedicine 2019;47:529-542. DOI: 10.1016/j.ebiom.2019.08.032.

48. Thaker VV. Genetic and Epigenetic Causes of Obesity. Adolesc Med State Art Rev 2017;28(2):379-405. https://www.ncbi.nlm.nih.gov/pubmed/30416642.

49. Ng MCY, Graff M, Lu Y, et al. Discovery and fine-mapping of adiposity loci using high density imputation of genome-wide association studies in individuals of African ancestry: African Ancestry Anthropometry Genetics Consortium. PLoS Genet 2017;13(4):e1006719. DOI: 10.1371/journal.pgen.1006719.

50. Stunkard AJ, Harris JR, Pedersen NL, McClearn GE. The body-mass index of twins who have been reared apart. N Engl J Med 1990;322(21):1483-7. DOI: 10.1056/NEJM199005243222102.

51. Herrera BM, Lindgren CM. The genetics of obesity. Curr Diab Rep 2010;10(6):498-505. DOI: 10.1007/s11892-010-0153-z.

52. Daya M, Pujianto DA, Witjaksono F, et al. Obesity risk and preference for high dietary fat intake are determined by FTO rs9939609 gene polymorphism in selected Indonesian adults. Asia Pac J Clin Nutr 2019;28(1):183-191. DOI: 10.6133/apjcn.201903_28(1).0024.

53. Zhou Y, Hambly BD, McLachlan CS. FTO associations with obesity and telomere length. J Biomed Sci 2017;24(1):65. DOI: 10.1186/s12929-017-0372-6.

54. Emond JA, Tovar A, Li Z, Lansigan RK, Gilbert-Diamond D. FTO genotype and weight status among preadolescents: Assessing the mediating effects of obesogenic appetitive traits. Appetite 2017;117:321-329. DOI: 10.1016/j.appet.2017.07.009.

55. Przeliorz-Pyszczek A, Regulska-Ilow B. The role of macronutrient intake in reducing the risk of obesity and overweight among carriers of different polymorphisms of FTO gene. A review. Rocz Panstw Zakl Hig 2017;68(1):5-13. https://www.ncbi.nlm.nih.gov/pubmed/28303696.

56 Przeliorz-Pyszczek A, Regulska-Ilow B. The role of macronutrient intake in reducing the risk of obesity and overweight among carriers of different polymorphisms of FTO gene. A review. Rocz Panstw Zakl Hig 2017;68(1):5-13. https://www.ncbi.nlm.nih.gov/pubmed/28303696.

57. Wiemerslage L, Nilsson EK, Solstrand Dahlberg L, et al. An obesity-associated risk allele within the FTO gene affects human brain activity for areas important for emotion, impulse control and reward in response to food images. Eur J Neurosci 2016;43(9):1173-80. DOI: 10.1111/ejn.13177.

58. Karra E, O'Daly OG, Choudhury AI, et al. A link between FTO, ghrelin, and impaired brain food-cue responsivity. J Clin Invest 2013;123(8):3539-51. DOI: 10.1172/JCI44403.

59. Melhorn SJ, Askren MK, Chung WK, et al. FTO genotype impacts food intake and corticolimbic activation. Am J Clin Nutr 2018;107(2):145-154. DOI: 10.1093/ajcn/nqx029.

60. https://www.dge.de/wissenschaft/referenzwerte/fett-essenzielle-fettsaeuren/ (Abrufdatum: 10.8.2025)

61. Wu Y, Zhang Y. The Impact of Perspective Taking on Obesity Stereotypes: The Dual Mediating Effects of Self-Other Overlap and Empathy. Front Psychol 2021;12:643708. DOI: 10.3389/fpsyg.2021.643708.

Liebe Leserin, lieber Leser!

Hat Sie dieses Buch inspiriert?
Haben Sie schon ein neues Lieblingsgericht?

Schreiben Sie uns doch gerne auf Instagram oder Facebook und erzählen Sie Ihrem Freundeskreis und Ihrer Buchhändlerin davon. Natürlich freuen wir uns auch, wenn Sie beim Onlinekauf eine nette Bewertung hinterlassen. Wollen Sie noch mehr erfahren? Oder mit dem Autor in Kontakt treten? Dann schreiben Sie uns gerne unter: **post@styriabooks.at**

Inspiration, Geschenkideen und gute Geschichten finden Sie auf: **www.styriabooks.at**

/ styriabuchverlage

#GENialabnehmen #permedio
#KneippVerlagWien

STYRIA
BUCHVERLAGE

in der Verlagsgruppe Styria GmbH & Co KG
Lobkowitzplatz 1, 1010 Wien, Austria
E-Mail: office@styriabooks.at

Wien – Graz

ISBN 978-3-7088-0875-8
7 6 5 4 3 2 1
Druck und Bindung: Florjancic (SLO)
Printed in the EU
Lektorat: Christina Wiedemann und Kathi Waltl
Korrektorat: Dorrit Korger
Covergestaltung: Buxdesign, Daniela Hofner unter Verwendung einer Illustration von Uli Oesterle
Umschlaggestaltung und Satz:
Roman Bold & Black, Sarah Montag
Projektleitung: Ilka Grunenberg, Kathi Waltl

WICHTIGER HINWEIS

Dieses Buch kann nicht ärztliche Betreuung ersetzen. Suchen Sie bei unklaren oder heftigen sowie länger andauernden Beschwerden unbedingt eine Ärztin/einen Arzt auf. Alle Inhalte und Hinweise in diesem Buch wurden vom Autor nach bestem Wissen und mit größtmöglicher Sorgfalt erstellt und geprüft. Eine Garantie für die Richtigkeit der Angaben kann nicht gegeben werden. Eine Haftung des Autors bzw. des Verlags und seiner Beauftragten für Personen-, Sach- und Vermögensschäden sowie Unfälle ist ausgeschlossen.